Éxito y Excelencia Vivencial

ÉXITO Y EXCELENCIA VIVENCIAL

Efrén Rivera y Avendaño

Para realizar pedidos de este libro, contacte con:
Palibrio LLC
1663 Liberty Drive, Suite 200
Bloomington, IN 47403
Gratis desde EE. UU. al 877.407.5847
Gratis desde México al 01.800.288.2243
Gratis desde España al 900.866.949
Desde otro país al +1.812.671.9757
Fax: 01.812.355.1576
ventas@palibrio.com
499280

ÍNDICE

DEDICATORIA 11
CAPÍTULO 1. Definición y principios de excelencia 13
CAPÍTULO 2. Herramientas, principios y valores 23
CAPÍTULO 3. El cerebro y sus principales estructuras.............. 38
CAPÍTULO 4. Conectar su cerebro… 43
CAPÍTULO 5. Realidad y fantasía... 50
CAPÍTULO 6. No se escude en costumbres o falacias................ 53
CAPÍTULO 7. Controle sus emociones 59
CAPÍTULO 8. Conciencia del ser... 64
CAPÍTULO 9. Metas y objetivos existenciales
    (la acción es aquí y ahora) 67
CAPÍTULO 10. A quién va dirigido su esfuerzo (enfoque) 69
CAPÍTULO 11. Desarrolle su cronograma (anexo 2)................ 72
CAPÍTULO 12. La Comunicación y sus elementos 89
CAPÍTULO 13. Liderazgo y Excelencia.................................... 94
CAPITULO 14. Sienta su organismo....................................... 101
CAPÍTULO 15. Imagen de excelencia 106
CAPÍTULO 16. Prepare su entrevista 109
CAPÍTULO 17. Penta-decálogo del Líder de Excelencia........... 111
CAPÍTULO 18. Integre su mente maestra. No seleccione
    a los mejores, escoja sólo a los excelentes..................... 112
CAPÍTULO 19. Hacia un programa a la Excelencia 114
CAPÍTULO 20. Usted es la medida de su triunfo..................... 115
CAPÍTULO 21. Revise sus activos 117
CAPÍTULO 22. RESUMEN TEMÁTICO............................... 118
ANEXO 1 124
ANEXO 2 125
ANEXO 3 126
COROLARIO 128
BIBLIOGRAFÍA: FUENTES Y NOTAS SOBRE LOS TEMAS .. 137
Rivera y Avendaño.. 158

HIMAC. IMISEPROC.

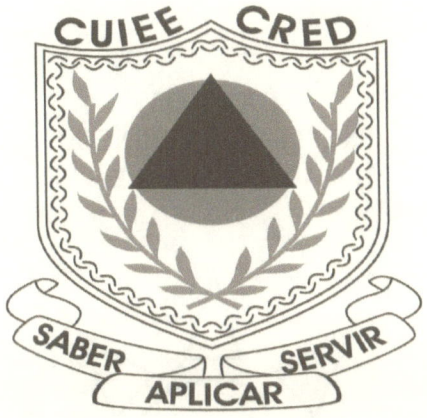

Centro Universitario de Investigación y Estudios Especializados en
Control de Riesgos Emergencias y Desastres S. C.
Órgano Permanente de formación Académica Especializada de la
Academia Nacional de Protección Civil de la Sociedad Mexicana de
Geografía y Estadística.

ÉXITO
Y
EXCELENCIAVIVENCIAL.
¡ALCÁNZALAAHORA¡

Es privilegio del hombre evolucionar en beneficio de la humanidad.
MÉXICO

Dr. Efrén Rivera y Avendaño

ÉXITO Y
EXCELENCIA VIVENCIAL
ÚNICA FORMA DE VIDA.

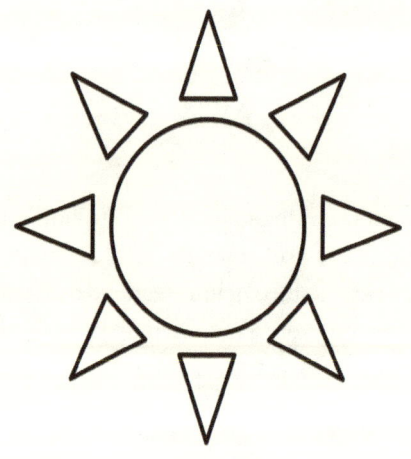

MÉXICO

Pero Tu, --- El verdadero --- Tu,
Eres una chispa de la propia Divina
Flama y Dios que es omnipotente,
mora en ti; por esta razón, nada
existe que tú no puedas hacer
si quieres lograrlo.

Alcione.
A los pies del Maestro. (128)

EL ELLO.

EL YO.

TU ALMA.

TU ESPÍRITU.

TU MENTE.

TU CEREBRO.

TU CUERPO.

**SON HERRAMIENTAS MARAVILLOSAS
QUE TE SON
OTORGADAS COMO DON DIVINO
PARA
¡SER!
PRIVILEGIO RESERVADO SÓLO
A LOS SERES ATEMPORALES Y
ADIMENCIONALES, COMO IMAGEN
DE SU SUPREMO HACEDOR.**

E L E T E R N O.

DEDICATORIA

Estimado cofrade:
Ser adimensional y atemporal
en cualquier tiempo y espacio
en que resida.
Presente:

El que esté usted leyendo estas líneas no es una casualidad ni un hecho al azar (la casualidad no existe), las cosas son cuando deben ser, nunca antes o después.

Este es uno de los instante mas importantes en su vida, es el momento en que se va a dar cuenta que su vida tiene un sentido, una razón y que como ser humano --- creación del Absoluto ---, es usted depositario de una serie de dones y conocimientos puestos a su cuidado desde hace millones de años, con el único compromiso de usarlos y compartirlos liberalmente, en cualquier tiempo espacio y dimensión; no para encerrarlos en el cofre de la mediocridad, sino para que viva y haga vivir en el plan de existencia reservado a los triunfadores a los seres que le son confiados como su familia y seres queridos quienes sean y de la especie que le acepte.

En la libertad mental y en la plenitud del ser.

Su Folio ___/___/20____/00 --- folio de este volumen --- no fue otorgado al azar, es la posición que ocupa en el registro que esta institución lleva de los pensadores de nuestro colegio.

El contenido de este volumen y su folio está dirigido especialmente a usted, según su particular nivel de consciencia y edad cósmica. En esa calidad le sugerimos evitar que sea copiado por algún medio, ya que sólo usted le va dar el significado propio a los conceptos y contenidos, eliminando las improntas de las vivencias negativas y miedos acumulados en su vida como producto de falacias atávicas, étnicas y ambiciones de grupos de poder promotores de la mediocridad, enajenación y parálisis mental de la sociedad actual.

Este colegio le sugiere se mantenga en comunicación a través del correo electrónico que se le entregó junto con su volumen para consultas y dudas personales, acercando a esta fuente de recursos ilimitados a la(s) persona(s) que a través de usted deban incorporarse a este privilegiado círculo. así mismo, para que programe con tiempo su asistencia a los seminarios y talleres que este colegio programa para sus miembros;

Permítame felicitarle y darle la más cordial bienvenida! Que nuestros Dioses le sean propicios!

¡INTLANESTLA   INTONATHIU!
(Que tu Sol sea brillante)

Fraternalmente:
Lic. Efrén Rivera y Avendaño
Hermandad Internacional Mexicana
Vicé Presidente Internacional Corp.

CAPÍTULO 1

Definición y principios de excelencia

Excelencia. (Del Lat. Excelentĩa) Superior calidad o bondad que hace digno de singular aprecio y estimación a algo.

Definición:
"La excelencia es un vehículo que sólo transporta triunfadores, con sólo una parada final llamada Éxito"

Introducción

La excelencia es una característica innata del ser humano; los únicos limites para adoptarla como una forma de vida están en el yo, como modulador de los efectos de las emociones y para el uso de algunas de sus herramientas más importantes, como son: la idea, el juicio, la intuición, la decisión; elementos que integran el libre albedrío y la libertad en el pensar y el hacer.

El ser humano de excelencia siempre es ejemplo para los que lo rodean. su actuar siempre será en beneficio de los demás; se alimentan las dos emociones positivas: el *amor* y la *alegría*, evitando las explosiones emocionales. se ubica permanentemente en la posición de adulto: razona, no racionaliza, analiza, informa, orienta a los que le rodean para que apliquen las mejores opciones a los conflictos en los que se involucren.

El privilegio de la excelencia es que le permite al humano ser guía para la sociedad a través de una formación constante, con una conciencia real de quién, cómo y por qué es, con seguridad en sí mismo, aprovechando todos los recursos, transformando los errores en resultados diferentes, encontrando lo positivo en todo resultado negativo.

13

No busca excusas para no hacer porque no se tiene; busca cómo hacer con lo que se tiene, con un trabajo formal y constante aprovechando las riquezas potenciales disponibles con metas y tiempos programados, con un concepto perfectamente definido de autoestima, aprovechando las oportunidades, para alcanzar las metas establecidas con visión a futuro, basando sus acciones en los principios y valores fundamentales.

Se siente muy seguro de sí mismo y con capacidad de concretar lo que planea; con un espíritu de superación constante toma la decisión de hacer realidad lo programado.

El don de la excelencia con el que nació es aquí y ahora, no mañana, poniendo en operación la capacidad de romper esquemas, moldes, patrones de conducta, o paradigmas anquilosados.

Los principios de la excelencia son una forma de vida permanente, la que desde nuestro particular punto de vista se puede aplicar tanto al ser humano como individuo, a una institución oficial, a una empresa multinacional, a una familia o a una nación.

En épocas tormentosas, como las que vivimos, hace falta el hombre capaz de tomar decisiones y de rescatar los valores humanos fundamentales, a la fecha, grupos de poder y de presión se han olvidado de salvaguardar o aplicar estos fundamentos existenciales, dedicándose a proteger intereses de partido, grupo o personales, con una ignorancia total de la ética, la honestidad y los principios morales que juran defender los servidores públicos cuando protestan el puesto.

La prensa nos informa de responsables de proyección y seguridad a nivel nacional, que se han coludido, llegando hasta el homicidio desde Tlatelolco, Lomas Taurinas, Cancún, Yajalón, Acteal y los actuales más de 140 mil asesinados en los últimos siete años en todo el país, junto con la vulneración de la voluntad de las mayorías, la imposición de la anticonstitucional y a todas luces criminal Reforma Laboral, acción de la que estaría orgulloso Don Porfirio Díaz, así como de la desaparición por asalto armado de la Compañía de Luz y Fuerza del Centro, con violación directa de los principios y derechos laborales.

En otro rubro hay grupos de poder que se esfuerzan a más no poder por entregar a particulares extranjeros la mayor cantidad posible de activos y recursos de la nación, incluyendo las costas, afirmando con el mayor desenfado que nos conviene y beneficia que nuestros bienes sean propiedad extranjera. De ahí la prioridad de instrumentar en el programa de educación básica: ética, rectitud,

Honor, verdad, justicia, moral y respeto a los principios de la patria.

Importancia de los principios de la excelencia.

Sólo viviendo la excelencia se puede progresar en este caótico pero maravilloso mundo y no se puede entender de otra manera si se tiene el conocimiento de que somos el producto más acabado de la creación.

Si usted no vive, ejerce, impulsa, exige; si no se desayuna, se transporta, labora, se divierte, hace el amor y duerme en la excelencia, le es urgente romper sus paradigmas existenciales actuales y atreverse al cambio.

Los principios de la Excelencia son muy simples, sólo hay que pensar en que lo mejor no es suficientemente bueno, pero para ello hay que estar **DESPIERTOS** aquí, ahora y siempre, organizando nuestras acciones para obtener los resultados que necesitamos, no los mejores, sino excelentes resultados en cualquiera que sea nuestro campo de acción; si nos conformamos con menos, algo está frenando nuestro progreso o desarrollo y esto puede ser el mismo medio social, por lo que insistimos:

Sea selectivo en todo en lo que vive, usa, come, ve, lee; usted decide lo que es, nadie más.

Liderazgo y Excelencia.

El líder de excelencia, según Heberto Mahón,[1] es de tres tipos: blando, duro y firme, pero si aplicamos los principios de la excelencia anotados párrafos arriba, vemos que el auténtico líder de excelencia es aquel que no dice ni se comporta como guía, pero que su presencia es insoslayable, lo que logra a base de entrenamiento, de conocer mejor, de estar con su equipo; de aquí surge una premisa fundamental: *preste atención,* escuche al que quiera decir o comunicar algo, programe su tiempo, incluyendo a la familia; si es usted un líder lo debe ser en todos los ámbitos, respete sus tiempos, elabore su cronograma y deje un colchón de tiempo para imprevistos, organice sus documentos en secciones o carpetas rotuladas por fechas y por orden alfabético, para que cada cosa esté en su lugar (si tarda más de un minuto buscando un papel es usted una persona desorganizada). Ponga por escrito sus ideas o proyectos (visualice a futuro), a quién van a beneficiar, en qué forma, cómo las va a aplicar, con quiénes cuenta para aplicarlas. La utilidad no sólo debe o puede ser monetaria, recuerde: *los límites sólo están en su mente, deshágase de ellos, empiece ahora, no mañana, hay un millón de causas para y porqué no hacer las cosas.* En ocasiones las tablas de decisiones son útiles, aplíquelas, si usted tiene fe en su proyecto y lo ama adelante, llévelo a cabo, recuerde: *la fuerza más importante del universo es el **Verbo**.* Si verbaliza su idea o sueño ya le está dando cuerpo y fuerza para su realización, sólo espera que usted se ponga en marcha.

Principios genéticos [1]

De acuerdo con las Leyes de Mendel, el código genético de sus ancestros determina las características heredo familiares, fisio anatómicas y psico anímicas particulares, de acuerdo con la etnia o área geográfica de origen de cada ser humano, durante la gestación en el antro materno. Michael Skinner publicó en un artículo científico que los cambios epigenético de los espermatozoides se transmitían a través de varias generaciones. El autor expresa que las experiencias de vida de los abuelos, o incluso ancestros con más antigüedad, provocan **cambios** estructurales genéticos en óvulos y espermatozoides de sus hijos, nietos, bisnietos (se afirma que desde antes). Su sistema nervioso se desarrolló en el mar de percepciones, sensaciones, emociones y vivencias en que vivían sus padres, mismas que fueron y son percibidas, codificadas y decodificadas por los órganos sensoriales del ser futuro que no son únicamente los cinco que nos han hecho creer, y transmitidas por el ADN y, en su momento, por los axones a la medula espinal y de ahí al yo sensorial integrado por el tálamo, con su función de ventanilla única, para recepción y entrega de las percepciones y respuestas (correspondencia) al sistema límbico con sus tres auxiliares: hipocampo, amígdala e hipotálamo, para el control de las emociones y almacén de los recuerdos, en sus diversos grados de profundidad, con el visto bueno de su directora, la glándula pituitaria que dirige, entre otras cosas, las secreciones hormonales específicas y decide, con base en su memoria genética y capacidad de análisis y síntesis, el efecto inmediato (arco reflejo) o mediato (fobias, rechazos o capacidades futuras) que el estímulo o vivencia va a tener sobre el receptor.

Condicionantes sociológicos [2]

A través del tiempo y en todo el mundo desde la antigüedad: Minos, Creta, Grecia, India, China, África y en los tiempos del Oscurantismo, con la aparición de diversas corrientes de pensamiento en Europa y América, los grupos de poder se han coludido para consolidar la explotación del ser humano, creando diversas formas de miedo, encadenando la mente y el espíritu a falacias o normas de la más diversa índole, según la deidad regional o el interés del grupo de presión, induciendo adicciones psicológicas, estados de miedo o angustia existencial[2]

En la actualidad, las altas tasas impositivas generadas por la globalización a ultranza obliga al cierre de empresas y negocios; la pauperización de la clase media, la venta y el regalo de nuestros bienes y recursos a grupos internacionales; la introducción de semillas transgénicas, con la destrucción de nichos ecológicos, provocan el abandono de la actividad agrícola, la esclavitud alimentaria y el uso de la tierra para cultivos ilegales de alto rendimiento, lo que conlleva la eliminación por manipulación de la capacidad de autocrítica social, pérdida de los valores y el respeto a la vida, dando como resultado el incremento de una desigual distribución de la riqueza, con comunidades en situación de miseria extrema y una sociedad consumista esclavizada por el crédito bancario internacional voraz y la eliminación de la clase media.

Todo esto lleva al ser humano pensante a vivir permanentemente en la insatisfacción existencial, provocando las eternas preguntas: ¿Por qué las situaciones no marchan como él quiere? ¿Por qué no es quien quiere ser y lo persigue la mala suerte? ¿Por qué las cosas no son como él desea? En pocas palabras, no le gusta como le obligan a vivir y espera que la Divina Providencia le resuelva su vida, saturando los salones de los oráculos, desde los templos de Delfos, a los lectores del Tonalamatl en Tenochtitlan, Teotihuacan o Cholula, hasta los actuales lectores del I Chin, los caracoles, las cartas, el café, el Tarot, o en los templos de toda índole, donde se rinde culto a figuras presuntamente cumplidoras que rebosan de clientes o solicitantes de favores, legítimos o no. Se solicita desde el apoyo para un triunfo deportivo, hasta la muerte de alguien; todos piden apoyo a sus deseos o respuesta a sus interrogantes y no sólo del pueblo llano, sino personajes de muy alto nivel del gobierno o las finanzas que no toman decisiones sino son aconsejados por algún gurú avezado en estas artes.

Formación: empírico experimental [3]

La formación y la educación del ser humano dependen, en gran medida, de la calidad del medio que lo rodea. En su infancia los principios, la ética, los valores se heredan. Si los padres son seres pensantes con principios y valores, el niño crecerá con esa información congénita; si los padres son producto de un ambiente castrante, los hijos serán a su vez padres castrantes y así sucesivamente, generando lo que los psicólogos denominan *"Constelación Familiar,"* viviendo repetidamente los accidentes y eventos de los ancestros; asimismo, los actos y costumbres irreflexivos, comprando enfermedades que sin serlo se vuelven hereditarias; si el padre o madre usa lentes, el hijo o hija los usará aunque fisiológicamente estén sanos, ya que la figura materna o paterna es su referencia emocional y queda como grabación familiar que debe ser repetida inconsciente pero integrada obligadamente.

Si el ser humano reconoce los traumas heredados está en posibilidad de romper la *Constelación Familiar*, al aplicar conscientemente modelos de pensamiento crítico positivo y proyectos existenciales de superación; para ello, debe activar su capacidad intuitiva al dinamizar su necesidad de cambio aprovechando el momento en que le animan secuencialmente la inquietud, la intención, el deseo, la idea, el juicio, para formalizar el pensamiento, mismo que, al ser verbalizado, se convierte en decreto y de ahí a cristalización de la idea en realidad concreta.

Educación estatal [4]

Desde el punto de vista educativo, los programas oficiales, desde nivel pre-escolar hasta universitario tecnológico, son incapacitantes. Falazmente, todos los inscritos en los niveles de educación primaria y secundaria oficial, con el mero hecho de cumplir con el número de asistencias programadas, reciben su certificado, pero no los conocimientos básicos que los capacite para aprobar un examen de admisión a centros de estudio superior, que fijan un número determinado de aciertos.

Las autoridades educativas pretenden convencer a estos rechazados para que busquen otras opciones o espacios de formación técnica en escuelas oficiales o particulares; lo intenta conseguir difundiendo mensajes de control social directos o subliminales, dejándole a esta importante fuerza de trabajo, como única opción, la incorporación al comercio o actividades informales, sin posibilidades de un trabajo permanente, que es el objetivo de la Reforma Laboral impuesta por el grupo en el poder a *Los abandonados de la tierra* de Frantz Fanon. En esta clase pretende que se incluyan los ex trabajadores miembros de los que fueron los sindicatos mas importantes de esta nación, desaparecidos por decreto; para matizar este depauperante proyecto, patrocina eventos distractores masivos de toda índole, buscando que la población joven, que no trabaja ni estudia, soslaye la importancia de los problemas de desarrollo económico existenciales que los convierte en lumpen social.

CAPÍTULO 2

Herramientas, principios y valores[5]

El que sabe puede, el que puede se atreve, el que se
atreve calla El kibalyion

El ser humano, como unidad bio-psico social de valor ilimitado, es capaz de elegir y decidir, lo que lo vuelve irremplazable, único en dignidad y valor inherentes; con capacidades, derechos y obligaciones fundamentales, destacando el trato que se merece, bajo los principios de:

1. Respeto y valor como persona, derivado de la dignidad humana.
2. Principio de justicia (dar a cada quien lo suyo)…
3. Principio de utilidad (lo que haga debe beneficiar a los demás).
4. Principio de doble efecto (a toda acción corresponde una reacción) de igual magnitud pero de sentido contrario).
5. Principios de no-malevolencia y de benevolencia (trata a los demás como quieran que se le trate, no como quieras que te traten a ti).
6. Principio de integridad (verticalidad en el pensar, hacer y decir).
7. Normas deontológicas, buscando el servicio a las personas y a la sociedad por encima de los intereses propios.
8. En la excelencia, los valores deben fundamentar los comportamientos aplicados con responsabilidad y honradez. Los valores de una persona se manifiestan en su calidad humana, aunque en la sociedad actual los tipos de "valores" pueden ser:
9. Teóricos: preferencias con enfoques racionalizados que no razonados.

10. Económicos: enfatizan lo útil y lo práctico (qué utilidad va a dejar).
11. Estéticos: preferencias por las formas y armonía (si es bello, aunque no
12. Sociales: la imagen social es lo que importa (debe dar lustre).
13. Políticos: enfatizan logro de poder o influencia (debe seguir la línea).
14. Religiosos: apoyados en los miedos generacionales impuestos por sistemas
15. de mercadotecnia (inventados hace más de 2 000 años).

Enfoque empresarial

El enfoque en el que los valores, como herramienta gerencial, adquiere más relevancia es en la Dirección por Valores, formulada inicialmente por Shimon Dolan (canadiense) y Salvador García (español), quienes la definen como: "una nueva herramienta de liderazgo estratégico que se basa en valores y pretende introducirla dimensión de la persona dentro del pensamiento directivo en la práctica diaria, que constituye una importantísima fuente de ventaja competitiva."

Para estos autores, los valores son los principales impulsores o motivadores, mientras que la utilidad es la recompensa. En las empresas lucrativas dan sentido de pertenencia, posibilitan la integración y cohesión de sus miembros, proyectan una imagen y crean un ambiente humano y de compromiso en las organizaciones.

Un ejemplo son las cadenas de tiendas de autoservicio, las de comida rápida, las tiendas de conveniencia, las compañías de seguros y demás.

Los objetivos de este enfoque son: simplificar qué significa integrar la complejidad organizativa en conceptos comprensibles para todos, como son: conservación, consideración, integridad, optimismo,   participación,   perseverancia,   preparación, productividad, responsabilidad, solidaridad, orientación para encauzar la visión estratégica, compromiso, integrando la dirección estratégica con la política sobre los recursos del ser humano, bajo las premisas de: "Compórtate en todo momento con la honestidad de un auténtico profesional, tomando todas tus decisiones con el respeto que te debes a ti mismo, de tal modo que te hagas así merecedor de vivir con plenitud tu profesión."

Desde el punto de vista empresarial, Los políticos y la clase gerencial piensan que debe y puede educarse a la sociedad a través de la mercadotecnia y las psicologías de las masas (inducción subliminal), para inducirla a aceptar las políticas impuestas por la dirección de la organización que busca, principalmente, el beneficio económico, algunos autores consideran que el planteamiento de nuevos objetivos crea nuevos valores en la gente a través de la motivación, estableciendo una comunicación efectiva, promoviendo formas de consumo y comportamiento reiterativo, hasta convertirlos en hábitos entre los que destacan: sentido de pertenencia, respeto, tolerancia, equidad, solidaridad, responsabilidad ambiental, compromiso, honestidad, lealtad, moralidad, eficacia, eficiencia, economía, celeridad, buena fe, imparcialidad, responsabilidad, participación y transparencia

El cuerpo y su salud como herramienta directa[6]

Para que su cuerpo sea plenamente funcional, es fundamental que revise su estado de salud, desde pelo, piel, uñas, oídos, vista, garganta, dentadura, corazón, pulmones, hígado, riñón, estomago, vejiga, órganos de reproducción, aparato circulatorio, huesos, sistema glandular; en una palabra: **todo**. Si hay algo que no funcione en forma excelente, póngale atención *hoy*, no mañana, de eso depende que usted funcione al cien por ciento.

Sintonice su mente en la frecuencia de la salud; no acepte los mensajes ni grabaciones de enfermedades heredo familiares o daño físico, ni se escude en enfermedades fingidas o no, para alcanzar la compasión de los que le rodean, cambie el hábito de respirar, asesórese con un experto y modifique conscientemente su mecánica respiratoria** No descuide el sueño ni el aseo; duerma en cama dura, sin almohada o de preferencia con las piernas un poco más altas que la cabeza (20/30 centímetros de desnivel). Es posible que al principio le cueste trabajo acostumbrarse, después ya no podrá dormir de otra manera, en cuanto al baño diario, es preferible que sea con agua templada y jabón neutro, así mismo el aseo bucal debe ser después de cada alimento.

** (en el capítulo 8, bajo el título Consciencia del ser, se explica con más amplitud sobre el tema).

El método isocinético

Este método consiste en ejercitar los músculos a través de contracciones voluntarias, flexionando y extendiendo lentamente los músculos y manteniéndolos tensionados por algunos segundos (3 a 6 segundos) en el punto de contracción máxima. Los entrenamientos con iso tensión son útiles para los culturistas competitivos, pues permiten mejorar el control muscular, aumentar la resistencia física y la capacidad de contracción isométrica exigida para posar durante las competencias, otra ventaja de esta técnica es que puede evitar una atrofia muscular muy grande al momento de su mejora en el desarrollo progresivo.

Son ejercicios que priorizan el control muscular y una combinación de ejercicios isotónicos, isométricos e isocinéticos, muy similar al método de Charles Atlas de tensión dinámica; la diferencia es que en este método se usa músculo contra músculo, y en el principio de iso-tensión no hay necesidad de ello, o sea, crear resistencia con otro músculo, la contracción isométrica o estática: aplique constantemente la técnica de oposición muscular.

El método isocinético es un medio para lograr desarrollar fuerza y resistencia muscular, ya sea manejando, acostado, de pie, sentado, haciendo antesala, pegando tabiques o leyendo, haga tensión muscular con manos, brazos, hombros, tórax, abdomen, muslos, piernas, pies, camine, complemente con ejercicios de relajación y acondicionamiento físico cada vez que cambie de posición en donde esté.

Asesórese con literatura del curso de ejercicios isométricos o de tensión dinámica, una forma de aplicar esta técnica es ejecutar las poses tradicionales o aquéllas que la creatividad permite, en donde el músculo se flexiona conscientemente un número determinado de veces y en la fase final de la repetición se aumenta al máximo la intensidad de la contracción manteniendo la tensión dos o tres segundos. Esto se hace en la fase excéntrica, en donde se retiene el peso para aumentar la intensidad, lo que puede usted hacer en donde esté: esperando un transporte, que le sirvan un café, viajando o simplemente sentado en algún lugar; usted le ordena a su cerebro y se encarga de activar sus sistemas.

La cultura o formación académica.

¿Usted siente que para realizar sus proyectos le falta cultura, información especializada o formación académica? No se angustie si no tiene un título universitario; muchos de los genios no lo tuvieron ni les hizo falta. Thomas Alva Edison no tenía formación académica, pero si eso le preocupa dese permiso, aquí y ahora, tómese el tiempo necesario para adquirir esas herramientas: los cursos oficiales sólo le exigen que asista al aula y que cumpla con la presentación de trabajos, para lo cual sólo tiene que bajar la información de Internet, imprimirla y entregarla en tiempo y forma, aunque ni siquiera la lea; eso no le importa a la institución, ella le entrega su constancia de que usted cumplió el requisito oficial. Pero si lo que desea es saber y lo considera una herramienta imprescindible, empiece ahora, no mañana; vuélvase un autodidacta en el tema o temas que más despierten su interés o que considere necesarios para desarrollar sus actividades o programas. Hable con su familia; pídales su comprensión para que le respeten su tiempo y espacio para su actividad académica si no la tiene; busque una actividad económica que le permita solventar sus gastos; prepárese para presentar el examen que las autoridades le soliciten; cumpla con los trámites pendientes y no pierda tiempo en angustias inútiles. Decídase aquí y ahora, afíliese al sistema de préstamos a domicilio de la biblioteca más adecuada; en otras palabras:

¡use sus recursos!

La instrucción

¿Es usted un afortunado sub ocupado?, ¿un desocupado?, ¿un profesionista sin trabajo?, ¿un profesional despedido?, o simplemente, ¿un insatisfecho de la vida laboral que lleva? ¡Felicidades! Tiene usted la opción de iniciar una nueva forma de vida, ser su propio patrón y llegar al nivel que usted quiera; no tiene que depender de la voluntad de nadie. ¿Qué sabe hacer?, ¿sabe hacer algo excelente? Conviértalo en una actividad productiva, lo que sea, en cualquier área del conocimiento humano: el arte, la ciencia, la técnica, mecánica, electrónica, labrar madera, fundir vidrio, trabajar el metal, tapicería, escribir, manejar finanzas, cocinar, manualidades. **Abra su mente**, insisto, conéctese, no se espere, inicie hoy, aquí y ahora, no mañana; si no sabe hacer lo que le gusta apréndalo, si le place convierta en recurso económico su pasatiempo. Hay quien hizo una industria internacional envasando aire; otro construye casas con botellas de plástico llenas de arena o calentadores solares, con botellas de plástico llenas de agua; otro más hace islas con las mismas botellas llenas de aire, o pruebas psicológicas con desperdicio de madera, juguetes didácticos con envases vacíos, impermeabilizantes con llantas usadas, antenas parabólicas con calentadores desechados, medicamentos con la raíz seca del nopal, y la lista sigue hasta el infinito; nadie, insistimos, nadie pone los límites más que usted.

La Familia

Un recurso y herramienta fundamental en la vida del ser humano es la familia como origen de la sociedad.,pse a lo que diga Durkheim nuestro desarrollo en todas las áreas depende de las cargas condicionantes heredo-familiares, además de las secuelas ambientales en las que se vivió en la niñez y la adolescencia, en función de ello será el plan de vida que programará el individuo para su futuro, por lo que conscientemente es importante revisar las capacidades de todos los familiares y sus proyectos, no deseche ninguno, usted puede ser un apoyo para cualquiera de ellos; asimismo, todos en sus capacidades particulares son útiles y aportarán algo a su proyecto, o incluso como críticos, para ayudarle a revisar y replantear las opciones de programa o simplemente como figura de presión. Recuerde, usted no se casó sólo con su mujer, o sólo con su marido, *se casó con la familia completa,* todas las costumbres, tradiciones, mitos ancestrales de su región, país o clan vinieron con ella, o van con usted; recuerde un detalle cuando se une a un clan: debe aceptar (no adoptar, si no quiere) las costumbres del mismo, por lo que tiene derecho y obligación de apoyar e invitar a que le apoyen a alcanzar sus logros, que al final, van a ser de ellos; si aun así no lo consigue, recuerde a Carlos Castañeda, quien le sugiere se apoye positivamente en quien le haga la vida imposible.

Perfil psicológico [7,8]

Desde la destrucción de la cultura del Anahuac, el invasor español impuso patrones de conducta, pensamiento y sometimiento mental en este territorio por más de 300 años, en un principio, con la imposición por las armas de una religión incomprensible para nuestro pueblo, pretendiendo borrar la historia autóctona con la quema de todos los archivos antiguos por Diego de Landa y demás seguidores, ello generó un condicionamiento que obviamente no desapareció con la firma de la Independencia; que liberó al criollo, no a los naturales de esta tierra que siguieron esclavizados física, económica y socialmente a la pobre mentalidad española y que quedó impresa en las costumbres, cultura y forma de gobierno y que continúa hasta la fecha, con la globalización a ultranza, la tecnología, impuesta por el grupo del poder y los herederos de aquellos saqueadores, incrustados en los gobiernos actuales, que se sienten con derecho de explotación, pretendiendo que el habitante de estos territorios de América Latina norme su conducta, pensamiento y actitud, de acuerdo con su conveniencia y sus deseos, continuando con la aplicación de los patrones transculturales impuestos para cada uno de los roles simultáneos que debe vivir el ser humano; como miembro de una familia o sociedad: Hijo, hermano(a), amigo(a), novio(a) esposo(a), amante, padre, madre abuelo(a), subordinado, jefe, alumno, maestro, etcétera durante su vida, lo que genera el perfil psicológico genérico de la mayoría de la población, hecho que es aprovechado por los grupos de poder y de presión para manipular al trabajador aplicando los esquemas de: Padre, Adulto, Niño, del Análisis transaccional, del Maestro Eric Berne, se integran las figuras de Padre crítico o nutricio y el Niño rebelde o sumiso en el aspecto de relaciones laborales, el patrón asume el rol de Padre crítico y al trabajador le asignan el papel de Niño sumiso, cuando algún inconforme asume el papel de Niño rebelde (inconforme laboral, líder sindical), si no surge, el patrón lo crea artificialmente y finge ser el Padre nutricio y regala una golosina y compra la voluntad del Niño rebelde que, ante la dádiva, olvida su rebeldía y asume una posición ambivalente: sumiso ante el patrón y critico ante los trabajadores, surgiendo el líder de las centrales de trabajadores y los contratos de protección y la retrograda y nefasta Reforma Laboral, donde los postulados de Karl Marx, Friedrich Hegel, o Vladimir Ilich Ulianov Lenin son ignorados y el trabajador pierde las conquistas laborales logradas a través de más de 150 años de lucha sindical, desde los tiempos del Mariscal Otto Von Bismarck aunque en realidad los patrones desde decenios atrás aplican modificaciones a la ley laboral a ciencia y paciencia de las autoridades laborales mediante módico acuerdo. Esta ley lo único que hace es legalizar la costumbre en beneficio del patrón, desconociendo formalmente los derechos del trabajador para el humano consciente de esa realidad histórica, resulta imprescindible el cambiar los patrones sociales que se refuerzan cotidianamente a través de figuras lingüísticas como: *Respetuosamente, Mande usted, SÍ Señor, Ordene usted, Ordene señor, Si Patrón, Su Alteza, Excelentísimo, Su ilustrísima o Su señoría,* que sólo denotan la sumisión que se debía obligadamente a las figuras del *Señor amo* gobernante, hacendado, cacique, jefe militar, o cura, la figura ideal, de acuerdo con el esquema de Eric Berne (Análisis transaccional)[11], es el de adulto, que en esa función pregunta, orienta, investiga, analiza, razona, propone sin enganches ulteriores, con sus ganancias secundarias; no importa qué edad tenga ni qué posición socio económica, cultural o política desempeñe; es importante que asuma el papel de Adulto en toda su comunicación, empezando por invitar a sus interlocutores a situarse en ese mismo nivel, sin dejarlos que se bajen o que adopten el papel de Padre, ya que éste sólo critica, castiga, impone u obliga, sin tomar en cuenta los intereses o necesidades del interlocutor; manténgalos como Adulto, No importa qué papel le toque desempeñar, vívalo consciente e intensamente en la posición de excelencia, para lo cual es oportuno mencionar los recursos del espíritu que le da la calidad de hijo del Absoluto.

Espiritualidad [9]

El espíritu es el poder infinito del creador del Universo que se manifiesta en los seres vivos como la mente y la conciencia del ser (que frecuentemente soslayamos), cualquiera que sea la forma, figura externa o cuerpo físico con las que hayan sido dotados. La aplicación consciente de los valores espirituales da al humano la certeza de vivir en plenitud, con una calidad de vida de un ser que sabe qué es, qué quiere y a dónde va, aplicando las funciones superiores del intelecto fundamentales para el desarrollo armónico del humano, ejerciendo un control sobre la calidad de pensamiento a través de la mente.

Desde el momento de la gestación ya fue y es un triunfador; de 150 millones de probables seres, sólo uno fue capaz de nacer y de representar la creación. Nuestros Dioses le entregaron su poder, es un triunfador, el futuro es suyo, pero, ¿está despierto o se ha adormecido?, ¿vive encadenado a los condicionantes psicosociales impuestos? ¡Despierte! Mantenga siempre conectadas todas sus potencialidades físicas y mentales. Es preciso que reflexione en los valores y principios que conforman la Conciencia del Ser, a través de las fuerzas del espíritu que son las que lo guían en esta dimensión, tiempo y espacio, ya que este lapso de oscuridad y encadenamiento que llamamos vida sólo es un instante en la eternidad del humano.

Capacidad mental.

El ser humano está constituido por una serie de formas de energía; una de esas entidades es la mente, como manifestación de los poderes del espíritu que le dan al humano la conciencia del ser, misma que se manifiesta como las funciones superiores del Intelecto, resaltando: la Inteligencia, el juicio, el pensamiento, la razón, las memorias acumulativa, discriminativa, genética, asociativa; todas son fundamentales en la vida de relación del ser humano.

Dentro de estas acciones, resalta la coordinación de las funciones del cerebro, desde la recepción, clasificación, codificación, almacenamiento, decodificación, etcétera, de toda la información generada por los diversos tipos de estímulos externos, internos, conscientes e inconscientes, que le llegan a través de los canales de percepción-información que almacena en el cristal líquido,[14] que constituye el protoplasma celular de todo el organismo y en sus bases de datos o memorias especializadas de cada órgano, que tiene su memoria particular para sus funciones y la generación de las respuestas específicas a través de los arcos reflejos, (respuesta inconsciente) y las respuestas conscientes, acordes a las experiencias y relaciones anteriores que se tengan con el agente causal del estímulo, además de la capacidad de la mente para realizar la conexión con la fuente del conocimiento universal (algunos le llaman intuición) que está ahí, para decidir cómo resolver su problema y lograr sus metas; escúchela, deje que fluya ese conocimiento y experiencia acumulada a través del tiempo; acepte el mensaje de su intuición que se hace presente.

En el momento en que usted evalúa una posible decisión, el Yo quiero pasa a segundo término, no contamine la intuición con la egolatría del Yo quiero; en ese momento actúa la inteligencia superior, asociando experiencias para aplicar soluciones alternativas, con intervención del pensamiento y el juicio para valorar si la solución propuesta es la adecuada o la mente le pide al cerebro que revise los archivos de las memorias y le dan tiempo a la razón para que se imponga al raciocinio, evitando que la respuesta se matice o contamine, hasta aquí la mente ha dictado órdenes al cerebro en función de la fuerza del espíritu, que ya revisamos en líneas anteriores; pero para eso es preciso que usted sepa bien qué quiere y sea selectivo al máximo en todo, pero recuerde un punto: *la mente es la que le ordena al cerebro, pero usted es quien gobierna a su mente, no la deje que divague, aprenda a controlarla*; si la deja libre, le va llevar por la inducción subliminal de la publicidad comercial, los miedos genéticos ancestrales o por el medio ambiente, dando por sentado que lo que está usted pensando es la verdad y que no hay más que buscar, puede ser cierto, pero será 100% más efectivo e incuestionable si aplica el menos común de los sentidos: **el sentido común**. Decimos que es el menos común de los sentidos, porque normalmente el humano impone su voluntad del Yo quiero, al Yo necesito, sobre todas las consideraciones o derechos de los que lo rodean, sin importarle las repercusiones, ni para usted ni para los afectados por sus decisiones a futuro, y esto lo hace en todos los órdenes de la vida. Usted está en el momento de soslayar definitivamente el Yo, por el Ello, y anteponer el pensamiento lógico y la intuición para obtener los mejores resultados a futuro en función del Yo necesito del momento presente.

CAPÍTULO 3

El cerebro y sus principales estructuras[10]

La inteligencia es la capacidad de enlazar experiencias
y la mente las almacena para cuando sean necesarias.

En la vida diaria, el humano habilita su entorno con equipos para tareas rutinarias o especiales: lavadoras, secadoras, refrigerador para sus alimentos, computadoras, impresoras, equipos electrónicos, equipos de audio, y todos le son entregados por el fabricante con su instructivo, mismo que lee con mucho cuidado antes de usar el artículo.

Desde antes de nacer al hombre le confiaron el equipo de cómputo más completo y maravilloso del universo, pero no le dijeron para qué sirve, cómo funciona, ni cómo está armado; simplemente no le dieron instructivo, lo que ocasiona que se use en forma errática e ineficiente. Algunos, los menos, lo usan para acumular conocimientos, llegando a usar en el mejor de los casos no más allá del 10% de la capacidad. Otros para sobrevivir, y como actividad económica, lo golpean hasta que deja de funcionar; otros, o los mismos, al mismo tiempo lo saturan de alcohol o de solventes e inhalantes, o de humo de tabaco; otros ni siquiera lo estrenan, o lo inundan de basura sónica, radial, televisiva o escrita.

Estas breves notas no pretenden que se convierta usted en fisio-neurólogo para saber cómo opera el cerebro; sólo revisa qué es lo que tiene el humano dentro del cráneo y, en forma muy sucinta, cómo funciona.

El cerebro es el banco de enlace de datos más grande del mundo, con departamentos especializados en selección, evaluación, análisis y distribución de información, con una red de cien mil millones de neuronas capaces de regenerarse y multiplicarse a sí mismas si se le proporciona los elementos nutrientes y de reparación adecuados,

Esta gigantesca red lleva y trae datos, entre la zona de recepción y los almacenes de la información, para cruzar datos con la zona de respuesta. Todo el proceso a una velocidad superior a las 20 milésimas de segundo. El almacén de los billones de datos es el protoplasma celular de todo el organismo, el encéfalo o cerebro; tiene un peso aproximado de 1 300 gramos, ésta dividido en dos grandes hemisferios y cada hemisferio en cuatro lóbulos, con funciones específicas. Ambos hemisferios están interconectados por lo que se denomina el cuerpo calloso, que normalmente es más grueso en la mujer que en el hombre.

El lóbulo frontal,

Entre otras múltiples funciones, es el responsable de la memoria abstracta, esto es, el archivo de todas las vivencias reales o irreales generadas en los diversos niveles de conciencia, incluyendo los sueños o ensoñaciones desde que nace así como la planeación solución de problemas

El lóbulo parietal

Procesa la información enviada por los receptores externos de los estímulos.

El lóbulo temporal

Participa en la interpretación de los estímulos externos y es el principal responsable de la memoria, audición y lenguaje.

El lóbulo occipital

Es responsable de la visión.

El bulbo raquídeo.

Es la parte superior, casi terminal, de todas las fibras nerviosas que llevan y traen mensajes desde la punta más alejada del dedo más pequeño del pie, o la punta del pelo; recorren todo el cuerpo, controlan la vida vegetativa (respiración, flujo sanguíneo, digestión, función del riñón, del páncreas y demás órganos internos).

Cerebelo

Es el recopilador o receptor de toda la información captada por los sentidos y transmitida por los axones neuronales con capacidad de coordinar los movimientos musculares. **Memoriza** las rutinas deportivas de los atletas, nadadores o gimnastas, y transmite las sensaciones codificadas al tálamo. Revisemos cómo usamos ese banco de datos.

Cómo vive el cerebro

Respiración

El cerebro se nutre de tres substancias básicas: oxígeno, glucosa y grasa; de ahí la importancia de que la ingesta de estos nutrimentos sea la adecuada. Empecemos por la respiración y le hacemos la pregunta formal: ¿sabe usted respirar? ¡No! ¡No se ría!

Salvo que esté en contacto con disciplinas antiguas, no es fácil que respire adecuadamente. Mientras recurre a un especialista, que lo hay, aunque no es fácil encontrarlos, entrénese en la aplicación de la siguiente técnica: Sentado en un sitio cómodo, con la recta, los ojos cerrados o abiertos, como prefiera, inicie la inspiración tomando el aire por la nariz suave y lentamente Cada inspiración debe durar el tiempo de cinco pulsos de su corazón llenando el abdomen, ampliando la parte baja de sus costillas, después llenado la parte media del tórax y la parte superior de los pulmones. En la expiración expulse todo el aire de sus pulmones por la boca, como si estuviera silbando, exhale en siete tiempos y repita el ciclo cinco veces: las últimas tres veces expire de golpe, espere dos segundos y expulse forzadamente el aire que le quede; si en alguna parte de su cuerpo hay un punto doloroso, visualícelo y, con la expiración, expúlselo de su cuerpo, elimine las toxinas y llene su cuerpo de la energía vital a través de la respiración completa.

Alimentación [11]

Cuide su peso y su alimentación; coma lo necesario para, mantenerse en función, activo, sano no consuma ni acumule grasa, prefiera la alimentación natural: frutas y verduras de temporada, amaranto, ajonjolí, maíz, frijol, arroz, soya criollos, proteína, carne magra; recuerde que la única fuente de proteína

animal que no es alimentada químicamente es el pescado, específicamente el de mar elimine de su mesa el camarón y ostión, así como todos los productos tóxicos que contengan colorantes, edulcorantes y saborizantes químicos o artificiales, como los embutidos: jamones, mortadela, salchichas, alimentos enlatados, galletas, pan de caja, postres, tortas, tacos, sopes, hot dogs, pizzas, industrializados, fabricados con cárnicos de animales alimentados con cereales genéticamente modificados, *transgénicos,* (los reportan cancerígenos en laboratorio, según informe publicado por Food and Chemical Toxicology, del investigador Gilles Eric Seralini y Col. de la Universidad de Caen, publicado por la agencia Reuter); sobre todo de los líquidos embotellados, muchos de ellos experimentales o de desecho de economías extranjeras a más color más daño a sus riñones, hígado, páncreas, estómago, sistema circulatorio, corazón, o vista; más radicas libres y oxidantes en sus células y en su organismo, como ya se recomendó anteriormente, huya de los químicos; use antibióticos y analgésicos, con el mismo cuidado y respeto con el que ve a los venenos más poderosos; regrese a la medicina tradicional y al uso de productos de mucho mayor calidad, y mucho menor efecto colateral negativo para su organismo.

Potencial de acción

Ya mencionamos muy sucintamente los elementos que integran esa maravillosa computadora que fue puesta a su disposición desde antes de nacer, el ser humano la satura indiscriminadamente de todo lo imaginable y si revisamos sus diversos archivos, nos vamos a encontrar que, junto con datos de toda índole, guarda sueños, visiones, pensamientos, dolores, arrepentimientos, reclamos, alegrías y motivaciones de la más variada índole, absolutamente inútiles y que sólo ocupan espacio, distrayéndolo en la realización de tareas urgentes e importantes. En el capítulo siguiente se explicará con amplitud la recomendación de conectar su cerebro.

CAPÍTULO 4

Conectar su cerebro...

A su nuevo concepto de realidad existencial

Ya sabe usted sucintamente qué contiene y cómo funciona cada estructura; qué es la memoria, dónde se almacena y, lo más importante, ya hizo limpieza y organizó su archivo, bodega, desván mental. seguro que no fue una tarea fácil. ¡Felicidades por haberlo logrado! Periódicamente revise su archivo mental y deseche la basura inútil que amenace su propósito de vivir, aplicando los principios de la excelencia y el éxito vivencial, y **urge** que los aplique aquí y ahora.

A partir de este momento su cerebro es el de un ser de excelencia, ya está consciente de que no tiene límites; dispone de decenas de estructuras súper especializadas, capaces de controlar desde la punta del pelo, hasta la célula más alejada de la punta de los pies, y en el aspecto vivencial tiene todas las respuestas físicas, psíquicas, psicológicas, anímicas, conductuales, en los planos conscientes e inconscientes, en las diversas dimensiones, tiempos y espacios de existencia del ser, desde meses antes de nacer, con posibilidad de 10 000 interconexiones simultáneas, recogiendo en el nivel fisio químico miles de estímulos simultáneos transmitidos por las hormonas disueltas en la sangre materna y que son detectadas por las estructuras senso-receptoras del nuevo ser en formación, una de las herramientas más importantes y menos usadas por el consciente del ser humano es el tema que nos ocupa en este capítulo.

Pantallas mentales [12]***

Se ha comprobado que los fetos sueñan antes de nacer, aunque se desconoce a partir de qué edad gestacional la mente es capaz de generar imágenes holográficas dentro del cerebro a través del pensamiento y crear pantallas visuales en las que proyecta, reproduce ideas y realiza acciones durante los sueños o ensoñaciones, con origen en la vida real o probablemente en otros planos o dimensiones de vida paralelas o simultáneas al adulto se le olvida, o nos han hecho olvidar, que dispone de esas capacidades; a su nivel de ser de excelencia puede y debe recuperar esa capacidad de visualización aprovechando las capacidades de la mente para crear las pantallas mentales adecuadas la pantalla mental es un espacio visual virtual dentro del propio cerebro o en un cerebro ajeno, a través de motivación directa o inducción subliminal, creado para la proyección y modificación de acciones, eventos, actos y estados de necesidad conductas especificas, las cuales pueden ser modificadas en el mismo o diferentes tiempos y espacios a voluntad de quien proyecta la pantalla mental, lo que puede ser en la misma o diferente dimensión. Siempre que surja una dificultad o quiera resolver un problema, de la índole que sea, localizar un objeto perdido, aliviar un daño físico, próximo o a distancia, sólo tiene que colocarlo en su pantalla mental y proyectar su solución; lo que debe tomar en cuenta es que no debe ni puede dudar del resultado.

Condicionamiento neuronal

Para que un acto vivencial se convierta en hábito, según un experimento de la N.A.S.A., al cerebro le toma de 26 a 30 días de estímulo continuo para incorporarlo como rutina normal el acto continuado genera una fijación (así se generan y, de la misma manera, se borran los vicios y las manías), si olvida ejercitar su cerebro un instante no podrá vencer la inercia de la costumbre usted ya decidió adoptar la excelencia como forma de vida; para ello, necesita una repetición consciente de los principios básicos de la excelencia, para que mente los grabe en el cerebro a través del condicionamiento neuronal que su van desde modificar la respiración, la técnica de meditación, la visualización de la pantalla mental la imagen que proyecte en esa pantalla debe tener color, forma, tamaño, textura, no debe haber alternativas, eliminando **TODA DUDA** de que su deseo es ya realidad, nunca visualice con dudas su rutina de trabajar en su pantalla mental debe ser diaria, mínimo dos veces al día, reforzándola continuamente a cada momento que sea posible, acelerando el proceso de consolidación como realidad el hábito de pensamiento positivo, cada repetición, debe ser sin el menor asomo de duda, con una total asertividad, si la mente duda, el cerebro no va a saber exactamente qué quiere que realice, y espera una orden, firme, asertiva, para generar el surco neuronal de acostumbramiento propio de la acción repetitiva. su mente debe ordenar al cerebro con total certeza que realice lo que le está ordenando.

Recuerde: *la idea se vuelve palabra, la palabra es el verbo, el verbo decreta y el decreto es realidad*; cambie su forma de pensar para cambiar su realidad actual, aplicando un programa de entrenamiento mental consolidando en su cerebro el haz neuronal específico para las acciones permanentes de excelencia.

Así como va a generar nuevos surcos neuronales para crear los hábitos de excelencia de la misma manera conscientemente borre los surcos neuronales de las costumbres negativas; haga su lista de o que no le gusta de su persona; todo lo que considere negativo desde adicciones, fijaciones, fobias, vicios, fumar, comer en exceso, tics, lenguaje, impuntualidad; a partir del momento en que lo haga consciente, será modificable a través de la disciplina de borrarlo después de 30 días usted no podrá ya ser el mismo; ya estará condicionado a la excelencia en todos los actos de su vida; empiece aquí y ahora con toda la asertividad; rompa el hábito del hombre del mañana.

Potencialidades y dones [13]

> Te puse en el centro del mundo para que desde ahí
> observes todo lo que hay en él; no te hice celestial ni
> terrenal, con el fin de que libre y soberano de ti mismo
> te plasmaras y esculpieras en la forma que hubieras
> elegido; podrás degenerar a las cosas inferiores o
> regenerarte a las cosas superiores que son divinas.
>
> *Pico del la Mirandola; Oatio de Hominis Dignitate*

El ser humano es el depositario de dones impresionantes de los cuales no siempre está consciente, y mucho menos los ocupa; para el ser de excelencia es imprescindible que esté consciente de todas sus posibilidades y la capacidad de usarlas liberalmente el razonar, pensar, sentir, actuar, no es tan común como pareciera; para usted es imprescindible que esté consciente de estas posibilidades y las use liberalmente, no es posible para un ser de esté nivel, que se quiere refugiar en las falacias de decir: *"no me fije" "no sé", "no puedo", "mañana, mañana lo hago", "al rato, se me olvidó", "no me acordé", "estoy cansado", "después"*, o en las socorridas: *"soy humano, no soy perfecto", "cometo errores"*.

Muy al contrario debe aceptar la perfección de su cuerpo, de su mente y de su espíritu; si no fuera así, no podría realizar las decenas de miles de reacciones físico-químicas necesarias para su vida o para su movimiento; no podría entender lo que escucha, ni ver lo que ocurre a su alrededor lo que ha hecho de su cuerpo y de su mente es decisión suya, a través de lo que come o bebe; así como alimenta su mente con lo que ve o escucha en la radio, televisión o lee, es su obligación ser altamente selectivo en lo que acepta para su cuerpo y su mente. Muy al contrario, si acepta que es humano de excelencia, está obligado a vivir en la perfección y en la aplicación de todos los dones de que es depositario: su cuerpo, cerebro, mente, espíritu, alma, y todas sus potencialidades.

La intuición [14]

Cuide y piense en los resultados de todas sus acciones,
al momento y a futuro.

Es la denominación que se le da a la capacidad mental para conocer qué va a ocurrir, qué ocurrió o qué está ocurriendo en un lugar fuera del alcance físico de los sentidos normales de la persona en ese momento en ocasiones basta con estar en un lugar, ver un objeto o pensar en una persona que no está presente, para que se genere esa idea de que algo ocurrió, o está ocurriendo en algún lugar lejano o va a ocurrirle a alguien., usted muchas veces ha vivido ese momento en que algo le dice qué debe hacer o qué va a suceder algunas veces le hace caso y todo sale bien, como usted lo planeó, cuando ignora ese aviso, algo no resulta; de ahí la importancia de reactivar y ejercitar la intuición como un don fundamental y, sobre todo, no limitar a los niños que lo manifiestan, es muy frecuente que cuando un niño manifiesta esta capacidad, la familia no le cree o dice que tiene mucha imaginación, obligándolo a no ejercer esa facultad, misma que no es sólo del ser humano, los investigadores opinan que los delfines y otras especies son capaces de sentir lo que les ocurre a seres con los que tienen afinidad, aunque no estén presentes, existen multitud de pruebas de que otras especies animales son capaces, y seguramente con mayor facilidad que el ser humano, de intuir o, ¿percibir?, hechos que están ocurriendo, ocurrieron o van a ocurrir a futuro: un perro puede presentir o visualizar el riesgo en que está su amo e intenta comunicarlo a los miembros de la familia con conductas irregulares para llamar la atención de los mismos

La Percepción [15]

Dentro de la suma de potencialidades de los seres destaca la percepción, todos los seres, desde los unicelulares hasta los pluricelulares, tienen medios específicos de percepción que los ponen en contacto con los estímulos del medio ambiente para su protección o sobrevivencia, pareciera que a mayor complejidad biológica los canales de percepción son más complejos, de acuerdo con el medio físico en que existen, las ballenas, los salmones, las mariposas, las hormigas, hasta el plancton, disponen de sistemas de orientación y sobrevivencia muy especializados que les permiten distinguir variaciones sutiles en las constantes físicas del medio en que viven; entre otras, detectan variaciones de luminosidad, temperatura, vibraciones sonoras, movimiento, olor, sabor, cambios en el medio ambiente, sobre los que los seres construyen su realidad a través de censores ultra especializados de función y ubicación, que aun a la fecha escapan a las investigaciones de los estudiosos,

En el ser humano, y probablemente en los demás seres evolucionados, los estímulos pasan por los filtros sensoriales y operativos, integrándose el proceso psicológico de identificación y análisis de la sensación a través de la atención que genere el nivel de intensidad, mismo que determinará la relevancia del estimulo, activando al cuerpo límbico para ubicar la función de la percepción y la calidad, rango y vía de respuesta de acuerdo con el efecto emocional que tenga registrado por estímulos similares anteriores, si el estimulo activó centros de percepción fuera de los órganos de los cinco sentidos rutinarios, oído, vista, tacto, gusto u olfato, la ciencia denominará a esta capacidad como percepción extrasensorial.

CAPÍTULO 5

Realidad y fantasía

*Fantasía: del Griego phantasia, facultad o proceso
mental capaz de dar forma a las ideas y de alterar sensible
la realidad, que reproduce imágenes inexistentes.*

La fantasía constituye el grado superior de la imaginación que, al igual que el pensamiento, es uno de los procesos cognoscitivos superiores que nos diferencian de la actividad instintiva de otros seres, se expone continuamente a los niños a información que es nueva para ellos, mucha de la cual es verdadera (por ejemplo, los nombres de los planetas en el sistema solar), pero alguna información no está basada en la realidad y representa entidades inexistentes (por ejemplo, el Conejito de Pascua). Los niños necesitan determinar cuál información es real y cuál no, a la edad de cuatro años ya usan con coherencia el contexto en el que la nueva información se presenta, para determinar si ésta es o no es real este es uno de los resultados principales obtenidos en una nueva serie de estudios dirigidos por investigadores en las universidades de Texas y Virginia, en tres estudios, aproximadamente 400 niños de tres a seis años de edad oyeron hablar de algo nuevo y tenían que decir si creían que era real o no, algunos oyeron la información definida en términos científicos comprobaron que la habilidad de los niños en el uso de señales contextuales para determinar si la información es verdadera, se desarrolla significativamente entre las edades de tres y cinco años.

Es más, cuando se presenta una nueva información a los niños que la relacionen con una entidad familiar, es más probable que usen las señales contextuales para decidir sobre la veracidad de la nueva información, que si ésta está simplemente asociada con otro entorno, no es casual que, en el plano laboral, sea imposible empezar un trabajo sin antes visualizar o *imaginar* su resultado la fantasía es fundamental para todas las actividades en las que interviene la capacidad creativa. usted no puede hacer algo si no lo imagina primero esto da fundamento a la teoría de que la teoría de que sólo a través de la fantasía se podía alcanzar la ciencia y la verdad.

La **imaginación** es concebida como una facultad capaz de reproducir mentalmente las causas y soluciones de los problemas reales. La **fantasía** es más determinante que la psique; en el conflicto entre deseo y fantasía, la psicología moderna ha constatado que es siempre la que se sobrepone al principio del deseo; la fantasía forma parte de nuestro cerebro, desde el instante en que la usamos como *mecanismo de supervivencia*, para descubrir nuestra situación existencial, contemplar el mundo desde otras perspectivas, estimular nuestras posibilidades creativas y satisfacer los deseos no cumplidos. Lo anterior nos demuestra que el cerebro no distingue entre realidad y fantasía.

Si todavía lo duda, realice el siguiente ejercicio: haga que su cerebro visualice una manzana, véala en su mano, sienta el tamaño, la textura, su piel, vea su color, sus matices, su brillo, perciba su aroma, ahora muérdala sienta el jugo escurrir por la comisura de sus labios, mastique lentamente, sienta su sabor, le va a ser imposible evitar salivar y tragar el bocado, ¿fue real? No, no es real, es su pensamiento el que, a través de la imaginación, generó las imágenes y las sensaciones, o, si prefiere, visualice o mejor dicho recuerde la última vez que salió a algún lugar de vacaciones. ¿Fue a la playa? recuerde la brisa marina sobre su rostro, el agua de mar en su cuerpo, el calor del sol en su piel; visualice esos atardeceres amaneceres a la orilla del mar y los matices de la puesta de sol sobre el mar; ¿lo pudo recrear? ¡Claro! el cerebro no distingue entre fantasía y realidad; si usted le dice que es un triunfador y que sólo la excelencia lo satisface, la mente da las órdenes a su cerebro para que se comporte como tal y nada va a evitar que ocurra; si le dice que es una persona sana, lo será, indudablemente, y así sucesivamente, haga que su mente alimente a su cerebro sólo con pensamientos de excelencia, siempre en las tres premisas fundamentales:

verdad, bondad y belleza, en todos los momentos de la vida, dese la oportunidad, el resultado será maravilloso ponga en acción su caudal neuronal usted vivirá y se desarrollará permanentemente en la excelencia, mental, no dándole cabida a ideas de limitación orientada o de inducción subliminal, programadas por los grupos en el poder, difundidas por los medios masivos de comunicación; reforzadas con ingesta de tóxicos. No importa qué actividad realice; en su vida diaria, como responsable del desarrollo de su familia, su vida será plena, total y en completa libertad para decidir su propio futuro, rechazando de fondo y para siempre la pasividad conformista y la mediocridad programada. Ello implica un costo posiblemente muy elevado para algunos; todo depende del grado de sometimiento psico-histórico conductual heredado o comprometido. Si es usted capaz de romper paradigmas y sometimientos a moldes ancestrales extranjeros, no le va a ser difícil, con la capacidad mental de manejar seis variables al mismo tiempo a través del cerebro. Ese potencial está a su disposición ahora y siempre desde que nació, si lo ha usado ¡Felicidades! Si la respuesta es no, no se lamente y empiece en este instante.

CAPÍTULO 6

No se escude en costumbres o falacias

Muy frecuentemente, la no observancia o ruptura de una costumbre familiar o regional genera una alteración del estado anímico de las personas, llegando a la explosión emocional incontrolable; por ejemplo, si una mujer se presenta en público con la cabellera suelta o la cabeza descubierta en una región donde ancestralmente y por motivos religiosos la mujer no sale a la calle si no va cubierta, genera un rechazo a su persona por parte de la comunidad, por lo que se debe considerar el análisis del por qué de las costumbres o falacias de cualquier origen, ya sean étnicas, culturales, religiosas, familiares o por exigencias sociales; en alguna zonas del mundo una mujer no puede participar cuando los hombres bailan una danza ritual.

En el viejo oeste era costumbre aceptada que el enterrador dispusiera de los bienes que trajera consigo el muerto en duelo; aun a la fecha, algunos se refugian en el uniforme y la placa para continuarla, aunque no esté muerta la víctima. Ahora ya no son duelos, son accidentes de tránsito, pese a todo lo que se diga en contra. Otro motivo es la necesidad inconsciente de obtener reconocimiento de los demás para alimentar la egolatría y complejo de inferioridad que le exige actuar de una determinada manera.

Es muy simple, no es *El debo hacer, Es la costumbre, Siempre se ha hecho, Me ordenaron;* cada quien es responsable de sus propios actos y los resultados que obtenga de ellos. Nadie puede responder por los actos de otra persona, ya sea su esposo(a) hijos, padres, empleados o jefes; aun en el ejército, si alguien comete un ilícito, el asesinato es un asesinato, la violación es una violación, aun habiendo recibido la orden por escrito, el actor material responde de los resultados directos y no puede argüir que sólo obedeció una orden. El autor intelectual es el que da o transmite la orden al nivel que sea o esté, y no puede alegar que él no lo hizo. El que dispara a un civil en un puesto de guardia, o masacra gente inerme, lo mismo que los pilotos que lanzaron la bomba atómica en Hiroshima y Nagasaki, son culpables; les hubieran hecho consejo de guerra si no hubieran obedecido, a lo mejor ambos mueren, pero sólo hubieran sido dos, no los cientos de miles asesinados en Japón. La historia recordaría a los pilotos como héroes, no como genocidas o asesinos, cómo ocurre con los responsable al mando de las masacres de civiles inermes en México desde la conquista hasta la actual guerra contra los inconformes con hambre.

No justifique lo injustificable.
(Asuma la responsabilidad de sus actos)

Usted no necesita un bastón para apoyar sus pensamientos, actos o decisiones, ni necesita escudarse en la falacia de: *Soy humano, no soy perfecto,* y culpar al destino o a los dioses de sus presuntos errores, vicios dependencias, carencias.

Todo lo que usted hace debe ser resultado de sus decisiones; use toda la información de que dispone, abra su mente, conecte su cerebro, no actúe por mero instinto, interés económico, político o social; piense cuál va a ser el efecto de sus palabras, actos y decisiones aquí, hoy y a futuro para usted y su familia, el de las personas que va a involucrar o los nichos ecológicos que se van a destruir por un cohecho o dadiva económica o de poder, seguro que si lo analiza, los resultados van a ser excelentes para los involucrados por los efectos de una decisión que amenaza con arrebatarles su historia y sus raíces ancestrales, como ha ocurrido en multitud de sitios sagrados para las etnias afectadas.

Fracasos o resultados diferentes.

Frecuentemente el humano se queja de los *fracasos* que ha tenido en la vida; pero si revisa su realidad, se va a dar cuenta de que lo que él calificó en su momento de *fracaso*, no es exactamente lo que le faltaba o necesitaba en ese momento o a futuro, pero sí lo que iba a necesitar para avanzar el escalón preciso en su desarrollo general. Recuerde: *un fracaso sólo es un resultado diferente al planeado*: cuando usted programa sus acciones lo hace en función de lo que en ese momento **quiere** alcanzar, ¿pero?, ¿es en realidad lo que necesita? Su yo vigilante, o los Eternos Guardianes, sí saben lo que usted necesita y pretenden llevarlo por el camino correcto a través de la intuición misma que usted bloquea por los diversos tipos de presión momentánea. Al no tomar en cuenta ese aviso de su mente, usted no obtendrá el resultado que debe; de momento, probablemente, logrará sus fines particulares o de grupo, pero a la larga el futuro le pasará la factura de los efectos de sus actos.

Aproveche los resultados de su acción, cualesquiera que éstos sean, porque siempre habrá un lado positivo en los resultados obtenidos; no se desgarre las vestiduras ni se llene de ceniza la cabeza porque las cosas resultan diferentes a como usted las planeo. Revise, analice y aplique el resultado; abra su imaginación y tome lo que se le ofrece; seguramente no es lo quería lograr, pero de cada *error* lo que sigue es aprovechar lo positivo. De la volcadura de azufre sobre hule fundido se obtuvo la vulcanización; de trazos de pan enmohecido se obtuvo la penicilina.

En 1541 se descubre el Oxido de estaño; Jean Baptista van Helmont explica la existencia de los gases; Basile Valentine descubre, en el siglo XVIII, el ácido sulfúrico, el Ac. Clorhídrico; Brand descubre el fósforo; el Cinc se descubre en 1541

¿Era lo que querían encontrar? No, lo encontraron por, ¿error?, ¿casualidad? No, son aportaciones de la mente colectiva al futuro de la humanidad que los dioses nos ofrecen para futura aplicación y avance de la humanidad.

Organizar su archivo mental (deseche lo inútil)

Usted ya decidió tener permanentemente una actitud mental positiva; ¿cómo va a lograrlo? Lo primero que tiene que hacer es desechar todo lo inútil que tiene en su cerebro, exactamente como escombra su desván, escritorio, archivos o cajón de la alacena; de la misma manera revise su mente, abra los cajones mentales y ordénele a su cerebro desechar todo lo inútil, desde recuerdos de temores infantiles creados por las mentiras tradicionales o costumbristas que va arrastrado por toda su vida y que de buena fe usted transmite. De los contenidos de su cerebro, los más contaminantes y que ocupan mayor espacio y probablemente los más difíciles de erradicar son: los **miedos,** con sus eternos acompañantes: la **inseguridad y la angustia,** generadas en muchas ocasiones por cadenas de falacias que la familia carga desde siempre y que, de buena fe, le imponen al niño desde que nace por toda la vida, hasta el infinito, con lo que el humano se acostumbra a ocultar la verdad, a mentir, a no enfrentar su realidad y su responsabilidad; si se cometió un error, se vivió de cierta manera, se compartió tiempo y espacio con alguien, eso fue ayer por los motivos de ayer; el pasado murió, ¿qué va a pensar la gente?, ¿la pareja?, ¿los hijos? ¿mi círculo de amigos y conocidos? Lo que opinen es asunto de ellos; si les parece que lo acepten, si no, es su decisión; lo que importa es este momento, repitiendo: *es el aquí y el ahora.*

En este momento analice con tranquilidad todos sus recuerdos y vivencias; si son positivas guárdelas. Revise el: *yo creí, yo entendí, yo supuse, yo oí;* acepte lo real y deseche el *puede ser.* En esta limpieza incluya duelos antiguos; si no tienen fundamento, deséchelos, entierre resabios, resentimientos o reclamos por supuestas o reales ofensas, junto con los deseos de revancha contra personas que incluso pueden ser ya finadas. Si es el caso, retírese a un lugar tranquilo, prenda una vela, invoque la presencia del finado, visualícelo como usted lo recuerda, perdónele con todo el poder de su mente cualquier acto o daño que le haya inferido a usted voluntaria o involuntariamente; asimismo, pídale que le perdone los pendientes que tuvo usted con él, cualesquiera que éstos sean y ruegue al Supremo Hacedor que le permita al finado recibir la luz que usted le ofrece para que le ilumine el tránsito hacia la dimensión a la que se debe dirigir. Aparte de cerrar esos duelos, seguramente encontró un cúmulo de pendientes, que se han acumulado a través de los días, semanas, meses o incluso años; compromisos o acciones pendientes que no ha realizado por diversas causas. Asígneles un espacio en su cronograma; ponga en dos listas: en una lo importante, en la otra lo urgente. Califíquelas por prioridades, lo que necesita para su realización; anexe una tabla de decisiones para cada una de ellas, en esta lista anote el nombre de la acción a realizar y divida la hoja en dos columnas, en una de ellas anote: Por qué si realizar la acción, en la segunda se anota: ¿Por qué no realizarla? ¿con qué cuenta? ¿Que le hace falta para llevarlas a cabo?

. Al final sume por separado cada columna; la que sume uno o más puntos más que la otra es la decisión que debe aplicar a su idea en ese momento. Eche mano de todos sus recursos; alguna de las tareas pendientes puede ser penosa. recuerde: *al mal paso darle prisa. No espere.*

CAPÍTULO 7

Controle sus emociones

(Evite las explosiones emocionales no permita que ellas lo manejen)

Etimológicamente, el término *emoción* viene del latín *emoǒo*, que significa movimiento o impulso, aquello que te mueve hacia. Las emociones son reacciones psico-fisiológicas que representan modos de adaptación a los estímulos del medio, Psicológicamente, las emociones alteran la atención, hacen subir de rango ciertas conductas guía de respuestas del individuo y activan redes asociativas relevantes en la memoria. Fisiológicamente, las emociones organizan rápidamente las respuestas de distintos sistemas biológicos, incluidas las expresiones faciales, los músculos, la voz, la actividad del SNA y la del sistema endocrino, a fin de establecer un medio interno óptimo para el comportamiento más efectivo. Conductualmente, las emociones sirven para establecer nuestra posición con respecto a nuestro entorno, y nos impulsan hacia ciertas personas, objetos, acciones, ideas y nos alejan de otros; las emociones actúan también como depósito de influencias innatas y aprendidas, y poseen ciertas características invariables. Un estímulo, cualquiera que éste sea, tiene dos efectos excitatorios independientes: uno despertando una emoción que puede ser consciente o inconsciente y otra es la respuesta física, a través del arco reflejo autónomo, y tanto la emoción como la reacción ante un estímulo se presentan con una diferencia de mili segundo, lo que algunos autores califican como simultaneidad.

No tolere venenos existenciales (ni para usted ni para nadie)

A partir de que ordene el contenido de su cerebro, no tolere que nadie, quien sea, deposite basura en su cerebro con mensajes subliminales o directos; siempre que alguien ponga en duda sus juicios, valores, principios, capacidades, inteligencia, calidad humana, o expresen una desautorización crítica, piense con toda asertividad que la persona se lo está diciendo a ella misma, porque es la imagen que tiene de ella y de nadie más, y que lo está usando a usted como espejo, dé media vuelta y aléjese del agresor; conteste que lamenta que tenga ese criterio y concepto de sí mismo, y desee sinceramente que mejore en lo futuro, salvo que usted sea psicoterapeuta y lo esté guiando para reconstruir su vida.

James-Lange, en su teoría, afirma que primero son las reacciones fisiológicas y luego las emocionales; Cannon- Bard opina que hay una interacción entre estos mecanismos, con base en la información previa almacenada en la corteza generada por estímulos previos, la acción recíproca sobre los mecanismos de respuesta al estimulo, será con base en la información contenida en la corteza cerebral, generada por la huella de estímulos previos similares, con base en la experiencia positiva o negativa grabada en los diversos niveles de memoria y los sentimientos que haya despertado, según esta teoría, las respuestas emocionales y los sentimientos ocurren al mismo tiempo aunque no conscientemente; eso ocurre en un segundo tiempo de análisis de qué y por qué ocurrió.

Es innegable que las emociones, desde un punto de vista meramente anímico, influyen en la conducta de los seres, si el ser se maneja o vive únicamente a través de su estado emocional (racionalización sin que prevalezca el juicio analítico), vivirá frecuentemente bajo los efectos de las explosiones emocionales, desde ese punto de vista, consideramos que no es posible volver inteligentes a nuestros sentimientos, ya que éstos son los mecanismos de expresión del alma, como el siguiente escalón después del espíritu.

A decir de los especialistas, solo hay cinco emociones puras, dos positivas: *amor y alegría,* y tres negativas: *rabia, miedo y tristeza,* todas las demás que se pueden mencionar son variables de las mismas, las dos primeras, en un episodio explosivo, pueden llevar al humano al suicidio; las tres últimas pueden causar actos destructivos motivados por egoísmo, ambición o deseo incontrolable de poder económico, político, por presuntas amenazas, por discutibles derechos vulnerados o por el mero deseo de dañar a otra u otras personas para despojarla de sus bienes, en beneficio personal o de grupo, como ocurre frecuentemente entre los vecinos o naciones. El dejarse llevar por los efectos explosivos de un sentimiento convierte al humano - Si no es que ya lo es - en un ser incapaz de comunicarse sanamente con su entorno, totalmente carente de asertividad, sin una personalidad definida, con tendencia a los comportamientos violentos, a la ira irracional, incapaz de una

Comunicación sana y llevarlo, en su momento, a la néurosis o hasta un brote psicótico. La percepción, fiel o no, del contenido de los mensajes recibidos o detectados, motiva las variaciones del estado de ánimo en el sujeto receptor, según su ubicación dentro del esquema de PAN: Padre, Adulto, Niño, con sus respectivas variables, del Análisis Transaccional; desde considerarlos intrascendentes, hasta producirle una explosión emocional incontrolable real o fingida, si interviene o bloquea voluntariamente la valoración de la corteza cerebral. El efecto visceral de las emociones es responsabilidad del sistema vagal, que controla la vida vegetativa y la función de los órganos internos, llegando a somatizar el efecto de las emociones con la aparición de alteraciones como la gastritis, las ulceras, diversos tipos de cáncer, hasta diversos tipos de cardiopatías como la hipertensión arterial, y hasta infartos.

Jamás tome una decisión bajo el influjo de una emoción, cualquiera que ésta sea. El humano cuenta con el apoyo de los centros reguladores de emociones que son los lóbulos pre frontales, en conexión intima con el cuerpo límbico, que decide qué destino le da al mensaje percibido. Su función es analizar las causas probables, efectos e intensidad, de los posibles efectos, modulando la intensidad de los cambios de estado de ánimo, enfrentando las agresiones con una actitud positiva y serena permanente; lo que le ocurra, es el resultado de sus propias acciones, si maneja un vehículo, un hogar, un banco, una empresa, un partido político, una nación. Su dirección debe reflejar la calidad, madurez y solidez de su pensamiento razonado, no de sus caprichos viscerales, este mecanismo de control puede ser bloqueado voluntariamente con lo cual el humano toma el control total de sus expresiones emocionales, razonando los efectos sobre sus intereses, con lo que está en posibilidades de manifestar, desde una frialdad absoluta (aplanamiento afectivo) hasta explosiones emocionales, reales o fingidas, tipificando el término de histérico-histriónicas, que aplica la psiquiatría a las personas que se refugian en cuadros de crisis o brotes psicóticos falsos para pretender escapar de la realidad o impresionar a la familia con la intención de obtener ganancias secundarias.

¿Por qué algunas personas tienen más desarrollada que otras, una habilidad especial que les permite relacionarse bien con otros, aunque no sean las que más se destacan por su inteligencia? ¿Por qué unos son más capaces que otros de enfrentar contratiempos, o superar obstáculos y ver las dificultades de la vida de manera diferente? En más de una ocasión nos habremos preguntado qué es lo que determina que algunas personas, independientemente de su cultura, estrato social o historia personal, reaccionen frente a problemas o desafíos de manera inteligente, creativa y conciliadora.

Estamos de acuerdo en qué la emoción, cualquier que ésta sea, es el activador del instinto de sobrevivencia más importante, en función de la intensidad del estímulo, es la calidad e intensidad de respuesta del ser, cualquiera que éste sea, si sólo responde a las vivencias en forma meramente instintiva.

De acuerdo con el nivel de control que ejerza sobre su cerebro, será su capacidad de resolver conflictos y superar situaciones críticas y encontrar lo positivo de situaciones aparentemente antagónicas, la inteligencia, definida como la capacidad de enlazar experiencias de acuerdo con los principios de la genética, es generada por la herencia, así como por el ambiente y antecedentes sociológicos y culturales en que se desarrolló el ser, siendo modificada por la educación y el entorno vivencial, algunos autores afirman que la emoción es la responsable de nuestras acciones, ignorando la importancia de la voluntad de la mente, del espíritu y del alma; incluso desconocen la influencia del Yo y del Ello o Súper Yo.

Estamos de acuerdo en que si vivimos dormidos la emoción se hace cargo de nuestras respuestas instintivas, no es lo mismo que la percepción de un estímulo despierte el arco reflejo a que, con base en un disparo emocional, nos obligue a reaccionar irracionalmente sin importar el efecto que la respuesta pueda provocar en el entorno, vivir despierto es vivir con un pleno control de nuestras respuestas a los estímulos del entorno; la emoción no adapta al humano, el humano adapta sus emociones; no hacerlo es aceptar que la emoción toma el control de la toma de decisiones en la vida del humano; el resolver un conflicto sólo desde el punto de vista emocional da como resultado a futuro que las repercusiones no pensadas van a obligar a un replanteamiento y a corregir lo que pudo ser resuelto de fondo desde el principio.

CAPÍTULO 8

Conciencia del ser

¿Qué es la consciencia del ser? Básicamente, como se comentó en el capítulo anterior es saber que se está vivo; esto es, sentir sus pensamientos, sentir su mente, asumir la dirección de sus actos, dejar de ser objeto de la manipulación de los medios y del entorno; aceptar que es una unidad psico-biológica, con voluntad propia, y dejar de ser parte de la masa sin capacidad para opinar; algo que usted sí puede y debe hacer.

Esto implica dejar atrás lastres y cargas heredadas inútiles, retomando los principios, valores étnicos ancestrales, enfrentando los retos con la decisión nacida de la mística de ser capaz de tomar su dirección en todos los órdenes de la vida.

Al enfrentar la tarea de vivir conscientemente en la excelencia, no se regatee sus capacidades ni conocimientos; no escatime su iniciativa, su experiencia; libere su potencial. La mediocridad, la pereza o estulticia son la droga para el que vive dormido en el mundo de fantasía artificial; distractores creados por los grupos de poder y control social que necesitan no pensantes para tareas técnicas repetitivas rutinarias permanentes; beta menos y gamas, descritos por Aldous Huxley en *Un mundo feliz*. Ellos no leen estas líneas; ellos son felices con su ración de tvsoma y sus deportes amañados; rompa las cadenas que le impusieron desde su nacimiento; sea **usted**. Recuerde: los *límites están en su mente y nada más ahí*, y nadie los puso más que usted; quítese las estacas mentales; deje de ser el hombre del mañana, o de lamentarse del hoy porque ayer no previó el mañana, estamos de acuerdo en que el pasado murió, ya no existe; el futuro será otro tiempo que todavía no es, pero que estará en el instante siguiente; el aquí y el ahora es lo que tenemos y es lo que importa; no espere a que le hereden, a que cambie el jefe, a cambiar de casa, a que crezcan los hijos; use

su potencial en todos sus niveles: *anímicos, espiritual, cerebral, cultural, familiar, físico, instruccional, mental, psicológico;*
En pocas palabras: USE SU CONCIENCIA SIEMPRE, esté al pendiente de su actitud mental. Controle la aparición de pensamientos negativos en cualquier dirección, ya que esto puede llegar a provocar alteraciones físicas o enfermedades psicosomáticas, actitudes derrotistas, incapacidad para lograr sus metas y objetivos.

Programe acciones, defina fechas, elabore cronogramas, inicie tareas, visualice los logros parciales, revise avances. Recuerde: *la visualización es la capacidad de la mente, de "imaginar" (poner en imágenes) lo que pretende alcanzar,* use las pantallas mentales, piense que lo deseado ya lo tiene, viva y actúe con la seguridad y la asertividad de que ya es físicamente una realidad lo que planeó, pero también recuerde que lo que queremos no es siempre lo que necesitamos: para el efecto vamos a considerar como ya lo anotamos en líneas anteriores que el órgano rector del cerebro es la mente en sus tres niveles específicos de acción, la mas visible es la mente funcional o mejor dicho la que maneja las funciones corpóreas, entre estas el sistema vágal y las percepciones concientes de los sentidos con sus órganos fundamentales lo que los neurofisiólogos llaman cerebro reptiliano constituido por (cerebelo, bulbo raquídeo, médula espinal y sus órganos de la vida vegetativa), la mente sensorial, asiento de las sensaciones, o estímulos del medio externo o también llamado cerebro mamífero, constituido como ya lo anotamos por (hipotálamo, sistema límbico y amígdala), la mente analítica o corteza cerebral que se encarga de la vida de relación o funciones físicas, aunque falta la descripción de un nivel la parte de la ente que se comunica con el holograma total y que marca la relación humano infinito cada uno de los niveles tiene funciones fisicoquímicas especificas, La mente consciente, racional y despierta, que registra experiencias, procesa información y percibe, analiza y registra En orden alfabético no por orden de importancia datos de las experiencias para resolver los problemas existenciales y dirigir al organismo hacia la supervivencia.,esta mente piensa y opera en diferencias y comparaciones, por discriminación. archiva y almacena la información sobre las experiencias conscientes en registros en forma de cuadros mentales y creencias (mapas) en los bancos de memoria intelectual-sensorial la mente analítica corresponde a la corteza cerebral y especialmente los lóbulos frontales (cerebro humano), la mente REACTIVA correspondiente al nivel emocional es la mente inconsciente, instintivo-emocional y semi-dormida o dormida, que graba engramas y reacciona a las experiencias y situaciones, archiva y registra el dolor (físico y emocional), y dirige al organismo únicamente por el mecanismo de estímulo-respuesta, esta mente piensa y opera en identidades y semejanzas, por identificación, en los momentos de dolor e inconsciencia, se suspende, desconecta y apaga la mente analítica y esta mente reactiva toma el mando del cuerpo, crea cuadros mentales llamados "engramas" por estímulo-respuesta de las experiencias dolorosas o negativas que no podemos asimilar, y son un registro completo de cada percepción y sensación presentes en un momento de inconsciencia (parcial o tota), y estos cuadros o memoria de engramas (experiencias inconscientes) se almacenan en los bancos de memoria emocional-instintiva.

La mente reactiva corresponde al hipotálamo, sistema límbico y amígdala (cerebro mamífero).

La mente SOMÁTICA correspondiente al nivel físico es la mente de las células mismas, el conjunto de músculos, glándulas y órganos que ejecutan las órdenes de las otras dos mentes, ordenes registradas en las experiencias o engramas, y las somatiza convirtiéndolas en reacciones y cambios del organismo, esta mente es dirigida por la mente analítica o reactiva, y ejecuta las soluciones a nivel físico, no piensa ni procesa información, ya que sólo actúa y hace lo que le ordenan cualquiera de las otras dos mentes, somatizando todo lo que ellas le ordenan su actividad se manifiesta en los reflejos, instintos y automatismos que protegen y salvaguardan la integridad y supervivencia del cuerpo la mente somática corresponde al tallo cerebral, los nervios y el resto del organismo (cerebro reptiliano).

SEA CONSCIENTE DE QUÉ "ES" ASUMA LA PROFUNDA RESPONSABILIDAD DEL "YO SOY"

CAPÍTULO 9

Metas y objetivos existenciales
(la acción es aquí y ahora)

Si verbaliza un pensamiento, decreta su realización.
Nunca verbalice sus emociones negativas

Al hablar de metas y de objetivos existenciales es probable que surja en su mente una pregunta: ¿para qué mejorar? Sí, ¿para qué? así vivo bien, para que pienso en mañana si va a ser igual que hoy, cuando usted compra un mueble lo coloca en el lugar designado de acuerdo a su función y ahí permanece por años si acaso lo mueve será para limpiar debajo de el, pero hay muebles que jamás se mueven una vez colocado, ¿y usted? ¿fue colocado como mueble? ¿o tiene otra función?, ¿una meta? ¿un objetivo existencial?

Para contestar esta pregunta ponga en la mesa su proyecto de vida, metas y objetivos existenciales, los que usted decida ¿Está satisfecho con lo que es, tiene o quiere? ¿Qué espera de la vida? ¿Ha reflexionado sobre sus expectativas? ¿Sabe a lo que tiene derecho? ¿Qué le va a ofrecer a su familia?

En este momento ya aceptó que puede mejorar la existencia con base en su proyecto de vida; y está en el umbral de la excelencia, por favor, defina sus metas, reúna sus herramientas, fije sus tiempos; use sus alas, vuele y haga realidad sus sueños, con la única limitante: el respeto que se merece por su origen, a sí mismo y a los demás.

Inicie aquí y ahora y, dependiendo de sus
necesidades, haga una lista de prioridades en función de la importancia y
urgencia de lo que usted o alguien muy importante para usted necesite prioritariamente. Pida lo que necesite, no lo que desee; actúe con la convicción y asertividad absoluta de que ya lo tiene,

sin la más mínima duda. Las cosas no son a medias; fije objetivos, programe acciones, defina fechas, elabore cronogramas, inicie tareas, visualice los logros parciales, viva y actúe con la seguridad y la asertividad de que ya es físicamente una realidad lo que planeó.

Deje que su Yo use sus fuerzas y recursos libremente, pero siempre sea capaz de dar el kilómetro, extra como recomienda Napoleón Hill en su precioso libro: *La clave de la riqueza,* o como dice Vicent Lombardi: sea capaz de **El segundo esfuerzo.**

CAPÍTULO 10

A quién va dirigido su esfuerzo (enfoque)

La base de sus acciones y pensamientos debe estar en función del interés y beneficio de los que le rodean, no puede pensar en ningún momento en su exclusivo beneficio personal; recuerde que todas las acciones de cualquier persona están dirigidas a la comunidad, toda acción humana está dirigida a los demás; el cocinero, el minero, la secretaria, el mecánico, el piloto, el herrero, el médico, el abogado, no trabajan para ellos mismos; trabajan para los demás y los demás trabajan para ellos, sea la actividad que sea; sólo hay que pensar que lo mejor no es suficientemente bueno, ni para usted ni para los que dependen de usted, en todos los órdenes de la existencia.

Si usted ofrece un producto o un servicio, cualquiera que éste sea, debe ser **único** en su clase o calidad. La idea de que los artículos deben ser desechables es propia de una falaz economía de consumo que lo único que consiguió es aumentar el número de pobres y no es lo que esta nación necesita la duración de un artículo habla de la ética, calidad y confiabilidad del fabricante, la actual apertura de los mercados nacionales está orientada a que los pequeños y medianos fabricantes desaparezcan, cerrando fuentes de empleo, en beneficio de los grandes corporativos internacionales, introductores de todo tipo de mercancías de pésima calidad a un aparente bajo precio, pero que, en realidad, obliga a gastar el doble al reponer el artículo dañado en el primer intento de uso el país tiene magníficos técnicos y expertos en multitud de áreas del conocimiento, únase a ese equipo de excelencia, ya en párrafos anteriores se tocó el tema de los recursos de que dispone el ser humano y sobre lo que debemos exigirnos a nosotros mismos y debemos ofrecer a los que nos rodean, a través de la actitud mental positiva, para lo cual debemos incrementar nuestra capacidad de ser selectivos y dejar de aceptar lo que nos impongan, en ningún plano existencial, todo lo que rodea, consume o usa el ser humano, en cualquier actividad, desde antes del nacimiento hasta después de morir, es seleccionado por los intereses de los grupos de poder o de presión que deciden, sin tomarnos en cuenta, desde nuestro nombre, lo que debemos creer, usar, vestir, tomar, comer, leer; en la vida privada, laboral, profesional o emocional, si revisa su indumentaria, bolsillos, recámara, cuarto de baño, mesa, guardarropa o área laboral, librero, etcétera, siempre encontrará productos u objetos que usted adquirió por el anuncio repetido que le dice qué consumir y no necesariamente será de la mejor calidad o exactamente lo que necesita, rebélese a la manipulación programada, económica, religiosa, política, social, seleccione realmente lo que necesita con la calidad y contenido que su salud psico-socio-bio-económica o actividad precisa, no crea todo lo que oye o lo que le dicen; analice, cuestione, razone, no racionalice, no siga la moda; antes de opinar infórmese, fundamente su criterio, en todos los órdenes de la vida, recabe la información necesaria, debemos aprender a seleccionar exactamente lo que necesitamos, con la calidad, precisa aprovechando al máximo nuestros recursos.

Dentro de esa revisión de capacidades ocupan un lugar importante los intereses propios de cada individuo, estos intereses nacen de las fijaciones, traumas o condicionantes bio-psico-sociales heredadas, en el caso de los alumnos deficientes o de bajo perfil escolar, se mencionan como motivos: objetivos mal definidos o inexistentes, desorganización, escasa comprensión, falta de atención y concentración, lectura deficiente, excesiva memorización mecánica, dificultad para razonar, etcétera, el facilitador o capacitador, en esa calidad, debe ser capaz de diagnosticar las verdaderas motivaciones vivenciales a futuro que tiene el alumno en función del entorno psico-emocional real y, asimismo, evaluar y determinar el cuadrante cerebral predominante en el alumno, para hacerlo capaz de una mayor percepción y retención de la información, y aplicar el contenido de los mensajes del entrenamiento y aplicarlos, en su caso, a la vida diaria, mejorando el nivel de asertividad y desarrollo de su personalidad, si usted se considera un caso perdido para las materias académicas, evalúe sinceramente: ¿Qué le gusta hacer realmente? Y no pierda el tiempo en actividades que no le satisfacen y que no hará, no digamos excelentemente, vamos, ni siquiera bien.

CAPÍTULO 11

Desarrolle su cronograma (anexo 2)

Usted ya decidió, con base en su lista de prioridades a dónde quiere llegar, así como: ¿qué?, ¿por qué?, ¿cómo?, ¿cuándo?, ¿con qué? y ¿dónde? Si su tabla de decisiones fue bien elaborada, ya tiene resueltas todas las interrogantes, si definió por escrito fechas y tiempos de realización, recursos disponibles, cantidad de ellos a emplear, por conseguir y completar, costos (económicos, familiares, emocionales), analizó su disponibilidad de tiempo y capacidad de acción, lo que sigue es que tenga las agallas suficientes para alcanzar sus metas; no permita que nada se interponga entre usted y su objetivo. Insistiendo, antes de iniciar una tarea, resuelva todas las interrogantes: ¿Qué quiere? ¿Cómo lo quiere? ¿Para qué lo quiere? ¿Para cuándo lo quiere?

Haga una lista de lo que tiene, lo que necesita, que le hace falta. Anote cómo y en qué fecha lo va a conseguir; una vez que tenga todo listo, arranque y no pare hasta alcanzarlo, es posible que encuentre obstáculos, por lo qué debe estar dispuesto a superarlos, no escatime esfuerzos; la tenacidad debe ser una característica de su personalidad, pero no confunda necedad con tenacidad, recuerde: *Darse un respiro no significa claudicar, pero es de sabios cambiar de opinión,* aunque siempre aplicando los **seis principios fundamentales** que mencionamos a continuación:

Si verbaliza un pensamiento decreta su realización. Nunca verbalice sus emociones negativas

Primer principio:
El poder de la palabra

Dentro de los dones maravillosos otorgados al ser humano, destaca el Don de la palabra. El Lenguaje es una de las poderosas herramientas con que los Eternos Guardianes (¿Dioses Hiperbóreos?) dotaron al ser humano; la palabra es el verbo y el verbo es el poder, y el poder decreta; con todo lo que esto implica, es la fuerza del espíritu que la mente y el pensamiento verbalizan en el entorno humano, la intención del emisor contenida en la palabra, es percibida por el receptor, por el tono que escucha y le puede motivar al triunfo o desautorizarlo para siempre.

Por tanto, nunca diga algo que signifique una ofensa, que pueda herir a su interlocutor o que signifique una orden psicológica ulterior negativa, como: *Tú no puedes, Tú no sabes, No vas a poder, Eres un tonto, Eres desgarbado, Eres un inútil, Tú no oyes, Eres un torpe, Pero que mal te ves, etcétera.*

Cuando usted verbaliza un pensamiento de esta naturaleza, le está haciendo al interlocutor, niño o adulto, una fijación; le está usted dando una orden a su subconsciente, que le va a obligar a actuar y a comportase de la manera y de la forma que usted le está decretando, ya que este poder crea y destruye según se use, de aquí la importancia de que el dicho de cualquier ser humano contenga sólo decretos positivos; fundamentados en la verdad, la bondad y la belleza; apoyados en la justicia y el honor, llevando como premisa el jamás mentir a nadie, ni a usted mismo; sea libre siempre; no se encadene a una mentira.

"Podrá engañar a todos algunas veces, podrá engañar a algunos todas las veces, pero no podrá engañar a todos todas las veces".

No se justifique, acepte la responsabilidad de lo que diga y/o haga, todo lo que usted diga o haga debe enaltecer su imagen, nunca actúe o diga algo que al regresar pueda significar un daño permanente, recuerde: *a toda acción corresponde una reacción de igual magnitud pero de sentido contrario.* hoy, mañana y siempre, a partir del momento en que conoce el poder de la palabra, está obligado a tener sumo cuidado en su uso y aplicación el lenguaje es más peligroso que un arma de fuego en manos de un niño; las heridas emocionales no sanan nunca si se aceptan, en el entorno espiritual, la palabra es la herramienta que le da el poder a la Macuba, el Mayombe, la Santería, el Vudù, al Chamanismo o la magia de todos colores, con los efectos que todos conocemos, ¿por qué tiene ese poder? porque es la fuerza de la intención verbalizada.

Para romper ese tipo de decretos sólo tiene que usar el mismo poder, la misma fuerza del espíritu para decretar la desaparición del daño provocado.

Usted que ya conoce la fuerza de la palabra, evite expresar inducciones negativas, cámbielas conscientemente, con todo el poder de su mente y convicción, y expréselas positivamente con toda su asertividad, usted está dando una orden a la mente de su interlocutor que debe quedar grabada en el espíritu, alma y Yo. orden que debe quedar registrada como post-hipnótica, para ser ejecutada sin que intervenga el criterio, juicio o albedrío del que la recibe, por esa razón siempre use el lenguaje para hacer crecer al que lo escucha, jamás para minimizar o criticar.

Recuerde: *al proferir una desvalorización o improperio, el que se minimiza y ofende es el que lo profiere, no el que lo escucha,* a mayor tamaño de ofensa menor dimensión moral del que lo expresa.

Efecto del verbo sobre la materia

En las culturas del antiguo Oriente y en América desde hace milenios, y aún en la actualidad, en este continente eran y son utilizados las mantras, plegarias, cánticos y danzas con una *intención predeterminada*. El poder de la vibración de la voz humana es capaz desde hacer llover, crear, sanar y hasta destruir, los chamanes[4] en los diversos continentes conocen este poder y lo emplean para realizar curaciones de toda índole, incluso para implantar órganos que aparecen de la nada. asimismo, cambiar el estado físico del medio ambiente y controlar los fenómenos atmosféricos, los estudios realizados por físicos cuánticos comienzan a redescubrir y validar el enorme conocimiento olvidado de antiguas culturas ancestrales; investigadores rusos reunieron a lingüistas y genetistas - en un estudio sin precedentes- y encontraron que el ADN, además de proporcionar la información para instrucción de los cuerpos físicos, es el almacén de la información para la comunicación a toda escala de la biología. Los lingüistas rusos descubrieron que el código genético, especialmente en el 90%, que los investigadores americanos habían desechado como material inútil, sigue las mismas reglas de todos nuestros lenguajes humanos. Compararon las reglas de sintaxis (la forma en que se colocan juntas las palabras para formar frases y oraciones), la semántica (el estudio del significado del lenguaje) y las reglas gramaticales básicas; descubrieron que los alcalinos de nuestro ADN siguen una gramática regular y sí tienen reglas fijas, tal como nuestros idiomas.

Por tanto, los lenguajes humanos no aparecieron coincidentemente, sino que son un reflejo de nuestro ADN inherente. El biofísico y biólogo molecular ruso **Piotr Garjajev** y sus colegas también exploraron el comportamiento vibratorio del ADN. *Los cromosomas vivos funcionan como computadoras solitónicas / /holográficas,* eso significa que uno simplemente puede usar palabras y oraciones del lenguaje humano para influir sobre el ADN o reprogramarlo.

Los maestros espirituales y religiosos de la antigüedad han sabido, desde hace miles de años, que nuestro cuerpo se puede programar por medio del lenguaje, las palabras y el pensamiento, la sorpresa mayor fue descubrir la manera en que el 90% del ADN almacena la información; de acuerdo con estos estudios, el ADN sólo guarda el sonido base de las letras cuando la mente pide un dato a la memoria el alfabeto se ordena en las secuencias que el dato exige y manda la información a la mente para que ésta la canalice al cerebro: aclaró Garjajev. Esto nos lleva a considerar que la fuente del conocimiento está no en la mente, no en el cerebro, sino en un archivo holográfico intracelular[7] o en algún lugar desconocido del cosmos, con el que el ADN estará en comunicación continua, descubrieron, asimismo, que los alcalinos del ADN siguen una secuencia regular con reglas fijas igual, que los idiomas, que no aparecieron coincidentemente, sino como imagen holográfica del ADN, el comportamiento vibratorio del ADN permite que "Los cromosomas vivos funcionen como computadoras solitónicas/ holográficas"[8]

El investigador Dan Winter, que desarrollara un programa de computación para estudiar las ondas sinusoidales que emite el corazón bajo respuestas emocionales, en una fase de la investigación [7] El Cristal líquido de la Dra. Del Río, esto lo lograron usando la radiación láser del ADN endógeno, modulando ciertos patrones de frecuencia en un rayo láser y con él influenciaron la frecuencia del ADN y, de ese modo, la información genética misma, ya que la estructura básica de los pares alcalinos del ADN y del lenguaje (como se explicó anteriormente) son de la misma estructura y no se necesita ninguna decodificación del ADN, con sus colegas Fred Wolf y Carlos Suárez, analizó las vibraciones del lenguaje con un espectrograma, y lo que descubrieron fue que los pictogramas que representan los símbolos del *alfabeto* se correspondían exactamente con la figura que conforma la longitud de onda del sonido de cada palabra; es decir, que la forma de cada letra es la exacta figura que formaba dicha longitud de onda al ser vocalizada. También comprobaron que los símbolos que conforman el alfabeto son representaciones geométricas; las letras de los antiguos alfabetos son formas estructuradas de energía vibracional que proyectan fuerzas propias de la estructura geométrica de la creación, de esta manera, con el lenguaje se puede tanto **crear** como **destruir**.

El ser humano potencia el poder contenido en los alfabetos al sumarle el poder de su propia intención, lo que nos convierte en responsables directos de los *procesos creacionales o destructivos* en la vida y con tan solo ¡**La palabra!**

La salud podría conservarse indefinidamente si nos orientamos en pensamientos, sentimientos, emociones y palabras creativas, por sobre todo: *bien* intencionadas los estudios del Instituto Heart Math nos abren un nuevo panorama hacia la curación, no sólo de los humanos enfermos, sino también para la sanación planetaria. El instituto cree en la existencia de lo que ellos dieron en llamar *híper-comunicación, una especie de red de Internet* bajo la cual todos los organismos vivos estarían conectados y comunicados, permitiendo la existencia de la llamada *conciencia colectiva*. El *Hearth Math* declara que si todos los seres humanos fuéramos conscientes de la existencia de esta matriz de comunicación entre los seres vivos, y trabajáramos en la unificación de pensamientos con objetivos mancomunados, seríamos capaces de logros impensados, como la reversión repentina de procesos climáticos adversos.

El poder de los mantras, oraciones y peticiones, tal como nos lo han legado los antiguos potenciado por millares de personas, nos otorgaría un poder que superaría al de cualquier potencia militar que quisiera imponernos su voluntad por la fuerza. Este poder ha sido demostrado en especies animales como los delfines, que trabajan unificados en objetivos comunes. Los delfines utilizan patrones geométricos de híper-comunicación, ultrasonido y resonancias que les sirven para interactuar con las redes energéticas del planeta; poseen la capacidad de producir estructuras sónicas geométricas y armónicas bajo el agua. Podemos afirmar que los delfines ayudan más a mantener el equilibrio planetario de lo que lo hacen los humanos. Urge alcanzar un nivel de **conciencia** determinado, para ayudar a ser co-creadores de esta obra.

Segundo Principio:
Nunca diga sí, si no está seguro.

En un campo de entrenamiento para pilotos, el instructor preguntaba a sus alumnos antes del vuelo de práctica, si el avión tenía combustible, el alumno que había revisado más de una vez la lista contestaba afirmativamente, el instructor le exigía le enseñara los dedos mojados de combustible del tanque del avión para confirmar que, en efecto, estaba reabastecido, una presunción o suposición puede llevar a multitud de situaciones no previstas; desde rupturas familiares, por presuntas infidelidades, falsas acusaciones por presuntos ilícitos, las prisiones estén llenas de acusados circunstanciales, se dan pérdidas económicas importantes, hecho muy frecuente en los juegos de azar, suicidios, por presunta incomprensión; incluso llevar a la muerte a muchas personas por error de pilotaje o lectura equivocada de instrumentos, una cifra o instrumento mal leído, o sólo porque alguien entendió mal una orden, todo lo anterior nos hace reflexionar lo importante que es no aceptar de primera intención lo que parece ser, sobre todo si representa un riesgo para alguien o para nosotros mismos, de esta reflexión surge la recomendación formal: *Si algo no es claro confirme lo que escuchó,* preferible que lo acusen de sordera a que alguien o algo sufra un daño irreparable. Recuerde: *no suponga ni presuponga.*

Asegúrese. Si no se hubiera dado **El creí que** no hubiera caído Tenochtitlán, ni se recordara al Titanic por el número de víctimas ni la invasión a Normandía; no hubiera caído el muro de Berlín, ni la estepa ucraniana estaría contaminada, y así hasta el infinito; Cuando usted escuche a alguien decir: *Pensé que, No creo, Puede ser, A la mejor, Yo creí, Creo que oí, Me pareció que, Si Hubiera,* sólo, está buscando minimizar errores, justificar el no hacer lo que debe, o lo que debía, la aplicación de este principio, en su decálogo personal de conducta permanente, le va a garantizar actuar con la asertividad propia de los seres de excelencia y de hacer y decir verticales, evitando el actuar o decir en función de una mera presunción o una información no confirmada.

Tercer Principio:
No personalice ni haga las cosas personales.

Si usted está consciente de que cometió un error, una equivocación o expresó un juicio a la ligera, si alguien de buena o mala fe se lo hace notar en público, reconózcalo y agradezca la corrección, ni siquiera intente justificarlo, no se le ocurra explicar por qué lo cometió, no se escude en la mediocridad del que dice: *Es que, Pensé que;* si lo hace, lo único que denota es que no piensa ni tiene la calidad de líder de excelencia y que no enfrenta sus errores o equivocaciones, todo lo que diga puede ser usado en su contra: *enfrente, acepte, abierta, inteligente y dignamente la crítica.*

Es posible que aparezca en usted el resentimiento y el deseo de desquite; su calidad de líder no le permite recurrir a esos expedientes, mucho menos pretenda acudir al recurso de la depresión, la autocompasión, al remordimiento, o pretenda ocultarse de los demás para no escuchar las criticas o los señalamientos. Si está seguro de que lo que escuchó se refiere específicamente a usted, acepte que el crítico, al hablar, sólo puede usar la información de que dispone y manejarla de buena o mala fe, según la intención que lo anime; puede hablar de lo que no sabe; revise si el comentario está fundado y de buena fe, ¿quién la hace?, ¿está informado?, ¿qué dio motivo a la crítica? Su acción o inacción afectó o se afectaron el interés de una persona, grupo o comunidad. Puede ser sólo una falta de información de alguna de las dos partes; si el comentario es real de acuerdo con su interés o punto de vista, aplique las mejoras necesarias a su proyecto. **NO** justifique sus fallas, corrija e informe de las mejoras y agradezca la crítica al que observó la falla o posibilidad de mejora; ofrezca información, fundamente criterios, para que se opine y actúe con bases, o si él o los que critican saben mucho más del tema que usted, acepte el comentario como un apoyo para crecer y mejorar, si es el caso, convenza al (los) crítico (s) para que se integre (n) a su mente maestra y que, como colaborador (es) de usted, aporten las mejorías necesarias al proyecto que se permitió criticar, por su parte, revise en qué puede mejorar y evalúe los resultados continuamente, con una recomendación fundamental en mente: *no se ofenda si lo cuestionan; piense y actúe como adulto; no tome las cosas a pecho, crezca, dé ejemplo de madurez y de excelencia,* aprender de los errores, escuchar serenamente sin enganchar las emociones de egolatría y orgullo lastimado, agradecer sinceramente las críticas y escuchar los consejos para corregir los errores, si es capaz de fundamentar sus decisiones y corregir rumbos oportunamente es un líder de excelencia, aprender de los errores o de los resultados diferentes, serenamente, sin enganchar los sentimientos de egolatría y orgullo lastimado, agradecer sinceramente las críticas y escuchar los consejos para corregir los "errores". si es capaz de fundamentar sus decisiones y corregir rumbos oportunamente es un líder de excelencia.

Cuarto Principio:
Defina sus metas

Jamás mienta, a nadie ni a usted mismo, sea siempre
veraz. El poder crea y destruye, según se use

Se supone que todo el mundo sabe qué quiere y adonde va, pero, ¿lo sabe verdaderamente? Revise su programa de vida de los próximos cinco años, ¿o del próximo mes tal vez? ¿Seguro que tiene programadas sus acciones para la próxima semana? Si es así ¡Felicidades! de no ser así urge que defina sus objetivos existenciales. si usted va a construir una casa, fabricar un mueble o preparar un guiso, primero decide qué quiere, cómo lo quiere, distribución, tamaño, cantidad, forma, materiales a emplear, costos; si lo que usted quiere lo planeó bien, a consciencia, no va haber fallas y tendrá lo que deseó. ¿Pero su vida? esta es más importante que cualquier otra cosa y requiere una planeación mucho más cuidadosa. ¿Se ha detenido un momento a planear qué quiere de la vida, ¿Ya tiene usted sus metas definidas? Para saber hasta dónde puede llegar, necesita saber: ¿qué desea a futuro?, ¿cuáles son sus intereses?, ¿de qué es capaz? Para ello tiene que revisar **todo** su potencial: dones, capacidades, habilidades, recursos y, fundamentalmente, definir cuáles son sus intereses; de ser posible consulte a un orientador para elaborar su profesiograma; no deseche ninguna opción o posibilidad, todas son válidas: ¿Ya definió y seleccionó la mejor opción? su propuesta es trabajar en forma ordenada con la secuencia lógica y programada. Recuerde: *no hay atajos.*

Defina: Qué desea, qué caminos va a seguir para conseguirlo
A quién va a beneficiar.
Enumere los recursos que necesita para lograr su objetivo:
información, datos, materiales, cantidad, quién los tiene, espacios, analice los costos económicos, tiempo horas hombre, repercusiones sociales, costos políticos.

Después de este breve análisis, ¿está dispuesto a pagar el precio?, ¿a qué quiere llegar?, tiempo a emplear, costo horas hombre, camino que va a seguir, ¿en verdad eso es lo que quiere? Si es así, adelante, que nada lo detenga, no permita que nada le impida llegar a donde quiere, No se limite en acción, esfuerzo, no se escatime, sea liberal consigo mismo; cuando enfrente un obstáculo mírelo como un escalón más para llegar a su meta. *No se regatee sus capacidades ni sus conocimientos, no escatime su experiencia, libere su potencial.*

Quinto Principio:
Siempre haga un último esfuerzo después del máximo realizado.

Un monje que quedó encerrado en una caverna con su maestro por un derrumbe, después de muchos esfuerzos se da por vencido y le dice a su maestro: "He dado mil golpes a la roca y no se rompe, estamos atrapados, vamos a morir; el maestro le pregunta: "¿Cuántos golpes has dado? Mil, maestro, no podemos salir. Da uno más, le dice el maestro. Maestro, he dado mil. Da uno más, insiste el maestro; el postulante golpea de nuevo la roca y ésta se parte dejándoles salir.

Recuerde: *los límites están en su mente y nada más ahí;* y nadie los puso más que usted. Use su potencial en todos sus niveles: anímico9, cerebral, cultural, espiritual, familiar, físico, Instrucciónal, mental, psicológico, etcétera. En pocas palabras: tiene todo y mucho más de lo necesario para ser un triunfador, nada lo puede detener más que usted mismo [9] En orden alfabético no por orden de importancia

¡Acéptelo!

Para los seres excepcionales, como usted, no hay límites, ni estacas, ni barreras mentales; los obstáculos sólo son escalones para llegar más alto, pueden darse un respiro, pero no claudican; usan todos los recursos, aun los más atrevidos y extraños lo que importa es lograr la meta; dentro del respeto a sí mismo y a los que le rodean, ya que de ello depende, frecuentemente, el bienestar de muchos, la mística existencial de los seres de excelencia es la aplicación de los principios básicos que dan cuerpo a la misma.

a. Usted es el que toma las decisiones, ponga a funcionar su mente maestra; todo mundo conoce un millón de razones de por qué no se pueden hacer las cosas; invite a colaborar al que le ofrezca un *Se puede hacer.*

b. Los problemas no son difíciles, lo complicado es encontrar soluciones idóneas. Divida el problema en las más partes en que sea posible, y ubique los puntos positivos de la situación; trabaje inicialmente en ellos; sus proyectos deben estar orientadas al beneficio de su familia o de su comunidad, en el presente o para el futuro. No son para su beneficio personal y normalmente los anima el espíritu de triunfo, para usted, lo mismo que para ellos. El "no se puede" o El "mañana lo hago", "Es muy difícil" "Hasta aquí llegué", **no existen**. Edison repitió más de mil veces su experimento para encontrar el filamento incandescente de la bombilla eléctrica; y el sistema para obtener energía eléctrica y su forma de distribuirla es el que se sigue usando.

c. Proyecte un plan de acción escalonado (cronograma) con todos los que puedan aportar algo a la solución y asigne responsabilidades parciales. Invítelos a aplicar las técnicas de los Círculos de calidad, la Teoría Z o aplique la Dirección por Valores

d. Relájese y mantenga relajados a sus colaboradores; no presione, a más presión menos rendimiento, a menos presión más calidad; mantenga un colchon de tiempo para los imprevistos y la revisión final.

e. No invente supervisiones; deje que cada colaborador sea su propio supervisor; invite a los colaboradores a que presenten aportaciones que sólo sean totalmente satisfactorias para ellos mismos.

f. Si cada aportación es impecable, el todo es impecable.

g. La programación secuencial lleva a soluciones programadas en tiempo y forma; no se estrese pero no se duerma, recuerde: *las soluciones no son para mañana, eran para ayer*

h. Haga caso de la intuición, deje que la mente maestra aporte todos sus recursos.

i. Aplique la ley de los semejantes o atracción por simpatía; visualice lo que necesita, completo, tamaño, color, forma, densidad, déle tiempo a la gestación y a la integración; por favor NO dude. Si duda retarda la acción de la Ley de atracción por simpatía; permita que su poder psicotónico actúe en su beneficio, no la bloquee con la pregunta del que no confía en su capacidad. En el momento en que se cuestiona: ¿será posible?' Frena la acción de su mente porque ésta frena los enlaces binarios de comunicación con la mente universal.

EL NO SE PUEDE, NO DEBE EXISTIR EN SU VOCABULARIO

Vuelva a releer los párrafos anteriores. Concédase un minuto de reflexión, y hágase la pregunta fundamental: ¿Está usted dispuesto a no darse por vencido, aunque todos digan que no se puede realizar? En la filosofía de la excelencia se dice: *Si no puede resolverlo asuma el control y hágalo excelente.*

Sexto Principio:
Sea asertivo.

La **asertividad** se define como: *la habilidad de expresar nuestros deseos de una manera amable, franca, abierta, directa y adecuada.* Está en el tercer vértice de un triángulo en el que los otros dos son: **la pasividad y la agresividad.** Elimine fijaciones socioculturales y figuras lingüísticas que son contaminantes lingüísticos históricos, provocados por la memoria ancestral de sumisión derivada de más de 300 años de dominación. La destrucción de la cultura y del marco sociológico propio de la nación Tenochca, y que a la fecha todavía se imponen en el lenguaje diario entre trabajador y empresario, interfiriendo y evitando que el humano se comunique en forma sana, abierta y que exprese sus deseos en forma definida y sacudiendo la timidez, la suavidad y el *Dispénseme usted* o *Con su permisito,* siendo incapaz de expresar su pensamiento en forma concreta, sin darle vuelta y yendo al grano. Una cosa es, si se ofende involuntariamente es muy de **Ser de Excelencia** el ofrecer una formal disculpa o una satisfacción al agredido, sin que eso suene a lacayismo o servilismo; muy al contrario, es de gentes el reconocer que se cometió un error inconsciente; al respecto partimos de:

1. Identificar las situaciones en las cuales queremos ser más asertivos, buscando ser lo más positivos posibles en la comunicación con el entorno, eliminando las facetas agresivas o de prepotencia; apoyándonos en la autocrítica y respeto mutuo en situaciones de conflicto

2. Se trata de identificar y hacer un plan por escrito para afrontar la conducta de forma asertiva; en qué situaciones fallamos y cómo deberíamos actuar en un futuro. Analizar el grado en que nuestra respuesta a las situaciones problemáticas puede hacer que el resultado sea positivo o negativo

3. Desarrollo de lenguaje corporal adecuado. Se dan una serie de pautas de comportamiento en cuanto a lenguaje no verbal (la mirada, el tono de voz, la postura, etcétera), y se dan las oportunas

indicaciones para que la persona ensaye ante un espejo: Entre otras cosas anote:

El derecho a hacer respetar los derechos personales sin agredir a terceros, a cambiar de opinión sin esperar el permiso de los demás, a ser tratado con respeto y dignidad expresando sus emociones y sentimientos, pidiendo reciprocidad, siendo feliz. *Diga no cuando quiera decir no,* sin sentir culpa por no hacer lo que no se desea aunque los demás lo pidan, estableciendo prioridades y pedir lo que desee, tomando decisiones, usando sus derechos y su privacidad, ignorando la crítica o aprobación de los demás, sin permitir que alguien abuse de nadie, reclamando lo justo y legítimo, reclamando la violación de los derechos propios o ajenos, eliminando el miedo, la angustia y la inseguridad en la vida de relación, defendiendo sus principios por encima de los demás. Vaya directo al grano, sin vueltas que confundan. Sea Positivo toda idea puede ser expresada evitando lo negativo. Nunca dé motivo a que se piense que se busca ventaja. Busque el momento apropiado y con el lenguaje adecuado. Un buen momento para una petición es después de comer, controlando sus emociones. Evite las explosiones emocionales.

Escuche con mucha atención a su interlocutor, para conocer sus motivaciones; evite el enganche del Padre crítico al Niño sumiso, siempre manteniendo el diálogo de Adulto a Adulto. Todo interlocutor es igual a otro, sin importar qué escala social ocupe. Dentro de los seis principios anotados en párrafos anteriores, se anotó la verticalidad en el lenguaje; esto implica dentro de la asertividad el:

No mentir nunca ni a usted mismo; con un profundo respeto a sí mismo y hacia los demás; esto es, si quiere decir o hacer algo hágalo o dígalo sin racionalizar ni justificar el por qué no hacerlo; si no va en contra del derecho o la intimidad de alguien, dígalo y hágalo, aquí y ahora. Todo lo anterior sin llegar a la agresión o a la violencia verbal, evitando a toda costa el dar pie a un pensamiento de frustración de: *Si lo hubiera hecho, Si le hubiera dicho, ¿Por qué no lo pedí?* La comunicación formal es la forma más segura de aplicar la asertividad.

CAPÍTULO 12

La Comunicación y sus elementos

La intención

Todos los seres tienen diferentes medios de relacionarse con su medio: los que aplica o usa en función de la intención que lo anime o de la información de que dispone, en función del efecto o cambio que el emisor busca generar o conseguir en la conducta del receptor, es la aplicación y el armado inductivo de las frases en el mensaje, el texto intencionado, con contenido y redacción aparentemente intrascendente, pero la secuencia de ideas expresadas a través de las palabras o imágenes (publicidad subliminal) busca generar motivaciones ulteriores en la mente del receptor que beneficien al emisor, esta es una herramienta muy usada en labores de inteligencia, contra-inteligencia, en labores de infiltración, incluso a nivel nacional, con implantación de ideas especificas aparentemente positivas para el receptor y que, a la larga, sólo beneficiarán al grupo emisor, desde el Tratado de Libre Comercio, las siembras transgénicas, la liberación femenina, la transformación energética, la modificación a la Ley laboral y muchas más.

La captación de estos mensajes depende, además, de la intención y de la actitud del emisor; de la capacidad de análisis del receptor, en ocasiones, un mensaje simple, mal recibido o en un estado de percepción inadecuado, genera un despido, un negocio que no se realizó, una ruptura sentimental, o una pérdida de autoestima, generando cadenas y cargas vivenciales permanentes de acuerdo con la imagen de poder que tenga el emisor sobre el receptor.

Objetivo.

Básicamente, la comunicación es un proceso de intercambio de información para obtener o provocar un resultado definido; cada especie tiene sus propios medios de comunicación, que no se reducen al lenguaje hablado del ser humano.

Analicemos brevemente los tres elementos fundamentales:

1. El emisor, que transmite la información
2. El receptor, que recibe el mensaje, bajo un código o lenguaje y medio previamente acordado.
3. El mensaje que debe ser: breve, preciso y conciso, nunca confuso, profuso, y difuso en la comprensión del mensaje es importante tomar en cuenta que una cosa es:

- Lo que el emisor piensa que dijo
- Lo quiso decir
- Lo que dijo realmente
- Lo que se entendió que dijo

Desde el punto de vista del receptor:

- Lo que escuchó
- Lo que cree que quisieron decir
- Lo que entendió o quiso entender

En los mensajes hablados, los locutores insisten en que se hable claro para que se entienda, y fuerte para que se escuche; sugieren, asimismo, que se module la voz con la garganta, no con la boca, respirando con el diafragma, llenando la caja torácica desde las costillas, soltando el aire lentamente, otros elementos determinantes para el resultado de la comunicación son:

Estado anímico

El efecto de una comunicación (mensaje), depende en gran medida del estado anímico de los dos extremos básicos: el **emisor** y el **receptor**, al emitir una comunicación, debe iniciarse con una introducción que abra la mente del receptor, atrayendo su atención hacia lo que puede aportar para el beneficio de éste; no de como él va a resolverle problemas al transmisor de ahí la importancia de tomar en cuenta la situación psicofísica, la oportunidad del momento, aplicando los conceptos de la comunicación neurolingüística antes de mandar un mensaje usted no puede adivinar de qué o cuál es el estado de ánimo de su interlocutor, aunque sí podrá intuirlo por el tono de voz o por la forma de articular las palabras algo que sí puede hacer es abrir su mente, ofreciéndole algo que desea y que no tiene, o que usted puede evitar que pierda algo que posee y que desea conservar, si se quiere obtener un resultado positivo las primeras palabras deben crear la atmósfera positiva; la necesidad para que el receptor acepte la petición, punto de vista, producto o proyecto, al receptor le interesan sus problemas, no los ajenos; no acepta manipulaciones ni interés fingido; acepta realidades, honestidad, soluciones en vez de problemas. Además, tiene la capacidad de aceptar o no la carga emocional que encierra el contenido de la comunicación, preste atención a todo, no cierre su mente, vea, escuche, interprete lo que le quieren decir o comunicar; todo lo que rodee al receptor o al transmisor, en su caso, es comunicación: vea, abra los ojos, analice el entorno: vestido, modales, tono, timbre, modulación, intensidad de la voz; tome en cuenta los puntos de vista de su interlocutor, escuche las propuestas, reconozca el valor de las aportaciones y aplique en la justa medida.

El Mensaje.

Todo mensaje debe ser: breve, preciso y conciso; nunca: profuso, confuso y difuso, salvo que quiera obtener enganches ulteriores.

Brevedad:

Analice y concrete su intención, elabore su juicio defina su idea y exprésela sin rebusques, barbarismos o extranjerismo, con el menor número de palabras posible.

Precisión:

Exprese las ideas en forma concreta, inicie y termine cada idea, una por una, toque un solo tema.

Conciso:

Defina el tema, no divague, el lector no tiene tiempo de elucubraciones.

El lenguaje.

Para que un mensaje sea recibido por el receptor debe ser trasmitido en un lenguaje conocido por ambos; parece obvio pero en ocasiones parece que hablamos en otro idioma., antes de presentar su petición, punto de vista, mercancía, producto o proyecto, debe crear la necesidad del mismo a través de una selección muy cuidadosa del medio por el que va a presentar su producto. para que el interlocutor la acepte, debe ser una presentación que despierte una emoción y una necesidad inconsciente; de ahí la importancia del contenido de los mensajes subliminales el que escucha está interesado en sus propios problemas, no los de usted. Háblele de lo que le pasa a él, no pretenda manipular ni finja el interés, sea real, honesto, ofrezca soluciones a las necesidades reales del interlocutor. *Excelencia es una forma de vida. Elimine las estacas mentales y rompa rituales y paradigmas* Elimine las estacas mentales y rompa los rituales y los paradigmas.

CAPÍTULO 13

Liderazgo y Excelencia

Atrévase, innove, experimente (todo es perfectible)

El líder de excelencia es aquel que no dice ni se comporta con protagonismo, pero que su presencia es insoslayable, En un trineo, hay dos lideres, el que va ciegamente en punta jalando a sus compañeros y el que marca el camino, cuida que se vaya en la dirección correcta, sorteando obstáculos, capaz de ver mas allá, que logra a base de preparación y entrenamiento, de conocer mejor, de ver las necesidades de los compañeros; de visualizar la consecución de las metas; de aquí surgen algunas premisas fundamentales,

No se desgaste en detalles

Reúna su equipo, deje que cada uno asuma su parte del proyecto y déles libertad de acción para que cada uno de ellos resuelva el cómo va a realizar su tarea; déles todo su apoyo, de tiempo para imprevistos; incluya a todos sus colaboradores, no imponga, el líder lo debe ser en todos los ámbitos; piense en todo; no deje nada al azar.

Programe:

Programe la secuencia de acciones por prioridades, elabore su cronograma y deje un colchón de tiempo para imprevistos, incluya a todos sus colaboradores. no imponga; el líder lo debe ser en todos los ámbitos, piense en todo, no deje nada, al azar, programe los recursos disponibles, humanos, materiales, origen, cantidad, tiempos de transportación, programe los recursos disponibles, humanos, materiales, origen, cantidad, tiempos de transportación, costos, estímulos y premios, en una palabra: **todo**, y al final repase de nuevo, modifique, replantee y actúe. Infinidad de avances de la civilización se deben a la habilidad y la inventiva visionaria de multitud de seres, que han vivido con los ojos abiertos para aprovechar, en el momento, hechos fortuitos o presuntos errores, transformándolos en inventos tan trascendentales como la vulcanización y la penicilina, el helicóptero, que se lograron aplicando experiencias a eventos no programados; o como el rayo láser, los rayos x, el motor de turbina o la televisión, que transformaron la vida de la sociedad, en campos como la investigación, la medicina, la transportación o las comunicaciones asimismo, algunos platillos extraordinarios de la cocina internacional son resultado de mezclar sabores disímbolos. ni el Mole Poblano o el Café Irlandés existirían si alguien no hubiera tenido la osadía de mezclar los ingredientes y probar el resultado, en la Revolución Mexicana se inventa el bombardeo por aire al usar, el General Francisco Villa, un monomotor y lanzar granadas desde al aire al ejército invasor, no desestime, use todos sus recursos; esto incluye a las personas que lo rodean, familia, amigos todos cuentan, la idea más descabellada puede ser la solución aplique su inventiva, rompa esquemas, aplique su experiencia, no pregunte si se puede hágalo; si no lo consigue, insista; si lo consigue, mejórelo de inmediato. *Use el sentido común, use su potencial de 100 000 millones de neuronas, sea lógico, pero recuerde:*

hay leyes paradójicas **Infórmese (consulte a quien sepa)**

Si le falta información, búsquela, no se quede quieto. Los límites están en su mente. Quítese las estacas mentales: el no se puede **sólo** está en su mente. Si usted quiere, desea o necesita saber algo, recurra a las fuentes más autorizadas. Si el tema es fundir metal, construir puentes, preparar alimentos, dirigir una nación, no pregunte al que fabrica ladrillos; él va a compartir con usted su técnica de mezclar la tierra, fabricar el molde, secar la pieza, calentar el horno; pero no le va a dar datos certeros. No pierda tiempo, consulte los manuales, las páginas de Internet, pregunte al especialista, él compartirá su experiencia; aunque en el caso particular de usted como coordinador de grupo es posible que sienta o desee dominar todas las áreas relacionadas con su negocio, eso sería extraordinario, pero como responsable de un equipo de trabajo es preferible que permita que los expertos se hagan cargo de cada una de las diferentes actividades; la responsabilidad es de usted, pero ellos son los que saben.

Y usted, ¿está preparado para la Excelencia?

En líneas anteriores se presentó una breve lista de las actitudes y conductas que debe adoptar un aspirante a la excelencia, ¿está usted dispuesto a asumirlas? Al parecer es fácil, sólo requiere ser capaz de romper con esquemas o paradigmas históricos grabados genéticamente en el ser humano, que son motivo de estudio de la psico-historia antes de la llegada de los españoles, si leemos a León de Zorita *(Los señores de la Nueva España, Ed. siglo XXI)* nos enteramos del alto grado de desarrollo que el pueblo del Anáhuac tenía en las artes, las ciencias exactas, la humanística y la jurisprudencia; el alto grado de desarrollo de la administración pública esta poderosa y maravillosa cultura del Pueblo Tenochca debe ser, por designio de nuestros eternos guardianes, guardada y ocultada a la mirada profana del zafio invasor destructor de civilizaciones, obligándonos a vivir en la esclavitud, por siglos, a la fecha, el gen ancestral dominante empieza a recuperarse y hacerse notar: la raza empieza a recuperar su estatura, presencia, inteligencia, usted es parte de ese renacer, ¿está usted dispuesto a aceptar el reto de ser guía y líder de excelencia? Si es así, bienvenido al club. El camino es arduo; el premio es que usted y su familia formen parte del nuevo orden social de esta nación, con el compromiso de recuperar la calidad de vida para la comunidad, con pleno respeto a la vida humana a los derechos del ciudadano, ya aceptó que puede mejorar su presencia, es importante que ponga en la mesa su proyecto de vida, metas y objetivos existenciales.

¿Está satisfecho de lo que es o tiene? ¿Qué quiere de la vida? ¿Ha reflexionado sobre sus expectativas? ¿Sabe a lo que tiene derecho? Pida lo que desee, pida y le será dado, es más, actúe con la convicción absoluta de que ya lo tiene, con toda la capacidad, poder, dinamismo, inteligencia, energía que le caracteriza como hijo del Absoluto, usted es un **triunfador**; desde el momento de la gestación, de miles de millones de probables seres, sólo uno fue capaz de nacer, de representar la creación, al que le entregaron nuestros dioses su poder, por eso vive; sólo los triunfadores están aquí, los mediocres no pueden aspirar al triunfo; usted aquí está en el umbral de la excelencia.

Por favor despierte, mantenga conectadas sus todas potencialidades, no sólo las mentales; defina sus metas, reúna sus herramientas, fije sus tiempos, use alas, sus vuele y haga realidad sus sueños.

En este punto usted ya revisó todas las notas anteriores y, seguramente, ya tomó una decisión. ¿Está usted dispuesto a escapar de la mediocridad mental, social, anímica, educacional, instruccional, institucional, en la que se le obliga a vivir? ¿Leyó con atención la pregunta anterior? Léala de nuevo por favor; ¡no!, ¡no!; no conteste de inmediato, tómese su tiempo, reflexione si vive cómodo, no se angustie; siga así, hundido en su mísera existencia y mediocridad espiritual, mental y moral ancestral del *Ahí se va, El mundo está lleno de mediocres, uno más no importa, Para qué pensar, que piensen los demás si quieren,* usted está cómodo frente a su caja idiotizante, viendo un absurdo partido de futbol arreglado, un programa importado con mensajes subliminales, inductores de violencia, bebiendo su bebida adulterada o mojando pañuelos con las lágrimas que le provoca el tele dramón de moda si la respuesta es de rechazo a esa mediatización impuesta y está dispuesto a pagar el precio, adelante, recuerde: una vez que se embarque debe revisar continuamente la dirección que haya elegido; los distractores son muchos y continuos, no caiga en el juego de la estulticia, y acéptelo, su vida no va a volver a ser la misma, en este momento su espíritu y su mente asumen la decisión de un cambio de 180° ¡Bienvenido al club!

El siguiente es un resumen de acciones básicas; inicie la aplicación de las mismas una por una está aceptando una disciplina, su observancia no es de un día para otro; requiere tenacidad, decisión y coraje. **¡ADELANTE PUES!** A partir de este momento usted se va a desayunar, transportar, laborar, divertirse, pensar, hacer el amor, dormir, en plena **excelencia** y éxito como norma existencial, rompiendo sus paradigmas impuestos y asumiendo el cambio hacia la excelencia que debe ser una forma permanente de vida, desde nuestro particular punto de vista, esta definición se aplica tanto al ser humano como individuo, como a una familia, un negocio una institución oficial; a una empresa multinacional o a una nación, usted es, afortunadamente, depositario de una cantidad impresionante de recursos, unos innatos; es decir, ya nació con ellos.

de los que mencionamos: la mente, la conciencia del ser, las emociones, la imaginación, el juicio, la memoria, la palabra, el pensamiento, la razón, otros son adquiridos durante su desarrollo; entre otros anotamos: la cultura, la instrucción, la educación, la salud, es normal que usted use sus recursos innatos en forma inconsciente; esto es, sin siquiera saber que los tiene; mucho menos que los está usando dentro de las herramientas y recursos con que cuenta el ser humano para su vida de relación está su cuerpo físico. ¿Cómo lo cuida, alimenta o protege? ¿Compra enfermedades por Imitación? ¿O por consumo de tóxicos? para vivir de ellas a través de ganancias secundarias y justificar su bajo o nulo desempeño y desarrollo; o desecha las grabaciones de patologías familiares o publicitarias haciendo lo posible para mantener sano su organismo este no es un manual de acondicionamiento físico; sólo vamos a mencionar algunos puntos básicos con la idea de que se informe, revise, aplique y logre un cuerpo físico adecuado a su nueva condición, de **Ser de excelencia.**

CAPITULO 14

Sienta su organismo

Le invitamos a que realice un ejercicio que, como una disciplina, debe repetir inicialmente como una rutina de acondicionamiento físico hasta que se haga costumbre, después se convierta en hábito y, posteriormente, en forma de vida. Los resultados los verá desde el primer momento en que los visualice, como efecto de la aplicación de la técnica, misma que usted puede aplicar en todo lugar en que se encuentre: a bordo de un vehículo, en su oficina, durante el baño diario, durante una conferencia, una clase, practicando un deporte, en pocas palabras, una vez que se convierte en hábito, aun dormido lo realizará permanentemente, no pudiendo ya vivir de otra manera.

Lo invitamos a que realice este ejercicio dos veces al día, la primera semana; después, tres veces al día, y más tarde lo hará permanentemente a su ritmo de vida.

De esa manera, usted va a iniciar el cambio de su mundo con coraje, decisión, integridad, tenacidad e inteligencia, empezando a cambiar para heredar el cambio a través de todos los que le rodean, ahí donde está usted, en su lugar preferido, siéntese cómodo, que sea muy confortable e intente algo: deténgase un momento, suspenda todo lo que esté haciendo, relájese, siga respirando como lo estaba haciendo, cierre sus ojos, deje que su mente divague un momento y empiece a eliminar pensamientos e ideas hasta que bloquee todos sus pensamientos, ponga su mente en blanco, sumérjase en esa profunda obscuridad interior y permítase un instante de paz total, ahora, ¡conecte¡ Hágalo, empiece a sentir su cuerpo, su ropa, adornos, joyas, reloj. Sienta su cuerpo, sus zapatos; si puede, quíteselos; tense su cuero cabelludo, su frente, suéltela; gesticule con su rostro, frente, cejas, ojos, nariz boca, mejillas; suéltelas suavemente; fuerce su cuello, hombros, brazos codos, manos, dedos; siga con el tórax, abdomen, pelvis, muslos, rodillas, piernas tobillos, revise que parte de su cuerpo se mantiene tensa, relájelo, mantenga conciente sui respiración, revise su pulso, sus órganos interno, desde sus ojos vea lo que ven sus ojos suelte su lengua, su paladar, su garganta, pulmones, traquea, estomago escúchelo, sienta sus órganos pélvicos trate de ver sus pulsaciones entrecerrando los ojos (inténtelo hasta que lo consiga) sienta como funciona su corazón, haga conciente su vida vegetativa una vez que lo consiga, haga la ultima inspiración forzada exhale con fuerza, abra sus ojos mueva todos los músculos de su cuerpo sienta la energía del aire inspirado dentro de su organismo y continúe con sus actividades este ejercicio realícelo dos veces al día. En este momento revise sus necesidades reales; no lo qué quiera o lo que le digan que consuma. Lo más importante es lo que necesita; el punto es la selectividad, no alimente su cerebro con basura psicológica, con inducciones subliminales, esclavizándose al crédito y al pago de réditos exagerados; no acepte de primera, instancia lo que le ofrezca la televisión o el espectacular de la esquina y, por favor ya no intoxique su organismo con químicos, tabaco, alcohol, aguas negras embotelladas, tele comedias o absurdos programas de diversión, o transmisiones radiales para retrasados mentales; abra los ojos a la realidad que le toca vivir, empiece por intentar discernir qué es real o sólo están las imágenes creadas por el consciente colectivo fijadas en nuestro inconsciente, ¡Use todos sus recursos! mente, memorias, intuición, pensamiento, imaginación, cerebro; su creador los puso a su disposición para su uso exclusivo, con infinito archivos de información y millones de datos que solo esperan que usted los abra para potencializar su desarrollo en el área que usted seleccione instantáneamente. Si tiene algo que le inquiete, algo que resolver, visualice enfrente de usted, una pantalla gigante, y pregunte en imágenes, no con palabras; permita que la pantalla le dé la respuesta. Igualmente con imágenes, aplique, revise resultados y confirme que está en el camino correcto. Los resultados son sorprendentes; recapitule, incorpore nuevas variables, herramientas; modifique rutas, actualice la información; si parece que no lo consigue, revise cuál es el camino correcto. ¡Dese un respiro, revise sus recursos, pero no claudique! Es usted un líder;

empiece por serlo de sí mismo; domine su Yo, su alma, su espíritu, su mente, su cerebro, su cuerpo, pero para eso es preciso que usted, como ser pensante, sea capaz de **DESPERTAR**; mantener LOS OJOS ANÍMICOS ESPIRITUALES, MENTALES Y FÍSICOS ABIERTOS, aquí, ahora y siempre, organizando sus acciones para obtener excelentes resultados, en cualquiera que sea su campo de acción.

Imagen del Yo

Cuando usted ve a una persona, es frecuente que observe primero su figura, su porte, su modo de caminar, de moverse, su rostro, sus modales, su forma su vestir, su lenguaje; si le escucha su tono y modulación de voz, todo lo anterior integra su personalidad; pero además hay algo que se percibe, que genera una sensación indefinible, no se ve, no se sabe qué es, pero genera esa sensación de simpatía o rechazo o antipatía. ¿Usted qué imagen genera? ¿Es la ideal? ¿Se conoce bien? ¿Hay algunos aspectos que sienta que deba mejorar? Con la tecnología actual (una cámara de video o incluso con un teléfono celular con cámara, colocado en un lugar adecuado), le será posible verse como lo ven los demás durante sus actividades rutinarias; incluso si deja el audio, podrá oír su voz, sus giros de lenguaje. Después de reproducir lo grabado, elabore una lista con los puntos que considere debe modificar para alcanzar la figura que necesita; aclaremos: *no la que quiera, sino la que necesita,* incluyendo dicción, timbre, tono, vocabulario, giros del lenguaje; en pocas palabras, todos los puntos que anotó durante la revisión de lo grabado. Debe repetir frente al espejo las correcciones, hasta que se conviertan en hábitos, naturales, incluyendo gestos, modales; con disciplina y constancia en poco tiempo lo alcanzará. Aparentemente sabemos quiénes somos, pero la pregunta es:

¿Nos gusta nuestra imagen?, ¿es la imagen de un **Ser de excelencia** lo que vemos en el espejo por las mañanas? Hagamos una lista de lo que vemos y no vemos pero que ahí está: incluyamos en esta lista todo lo que somos y tenemos (TODO ES TODO) cuerpo físico integral, nivel cultural, educación, lenguaje, costumbres, hábitos, instrucción, principios, valores, rectitud, honestidad, ética; analicemos punto por punto cada aspecto y califiquemos de 0 a 10. Va a ser un trabajo arduo y de muchas horas. El único que se conoce en realidad es usted; no tiene oportunidad de anotar algo que no sea real o que no exista; si lamentablemente eso ocurre, pida ayuda antes de que sea tarde. Para que esta evaluación sea positiva, usted debe ser honesto con usted mismo, no con el vecino; si lo logra, felicidades, porque la gráfica en espejo será la de su pareja, su complemento ideal, serán en conjunto la raíz de la nueva generación, o sea que adelante y felicidades. Si encuentra puntos que mejorar, esto querrá decir que usted desea llegar a la excelencia personal y que está dispuesto a luchar consigo mismo para conseguirlo. Un aspecto importante que se olvida son los modales o actitudes; actos que, por continuos y rutinarios, pasamos por alto sin tomarlos en cuenta; ejemplo: hurgar la nariz, rascarse la cabeza, mojarse los dedos para pasar las hojas de un libro, dar la espalda al auditorio. Corrija sus hábitos de fondo.

CAPÍTULO 15

Imagen de excelencia

Después de la evaluación anterior, en la que calificó su nivel de desarrollo y calidad humana, es muy importante que revise la imagen que ven los demás de usted, inicialmente su familia, califíquelo; igualmente, si le gusta lo que ven, no se preocupe, no cambie nada; su familia está acostumbrada a verle como es hasta la fecha y le deben soportar, pero no sus clientes, haga lo que haga, se dedique a lo que te dedique, ya sea manejando un taxi, vendiendo paletas, actuando o dirigiendo una nación, recuerde que es la imagen de su empresa, la representa en el mundo de los negocios y aquí volvemos a tocar el tema de la comunicación neurolingüística. Cuando el cliente hace contacto visual con usted, percibe una cantidad enorme de mensajes no verbales, que lo impactan inconscientemente; mensajes que se refuerzan cuando hace contacto verbal, el tono, altura, timbre, intensidad, de voz, tics, modismos, giros de lenguaje, frases, palabras, olores, le mandan otra carga de mensajes subliminales que se complementan con su imagen y su vestido; antes de que abra la boca el cliente ya aceptó o rechazó de principio a: usted, su propuesta y a su empresa es capaz de llamar a otro proveedor que le ofrezca menos ventajas, pero a usted ya le rechazó sin saber por qué y recuerde: *la venta se cierra en los tres primeros minutos de la entrevista* sea asertivo, discreto; el vendedor de merengues se puede dar el lujo del desenfado y el cinismo de Diógenes, no usted que es la imagen de su empresa.

El Vestuario: su imagen, de primera intención la da su vestuario; regrese frente al espejo y decida si lo que ve reflejado se debe mejorar. ¿Usted haría tratos con una persona con su imagen? o, por el contrario, ¿desearía ser atendido por una persona con una presencia más adecuada para usted como cliente? De hecho, las instituciones rechazan a personas con tatuajes u objetos metálicos incrustados en alguna parte del cuerpo, o en el caso de los hombres, con el cabello más abajo del cuello de la camisa o con algún tinte o corte particular. Los ejecutivos ponen especial atención en el traje, vestido y el calzado del que llega a una entrevista, ya que es un signo de nivel social, realización, poder, autoridad. Cuando compre un traje o vestido vaya a la prueba con el mejor que le quede, camisa o blusa de calidad; de ser posible, corbata acorde al color y textura del traje nuevo, junto con los objetos que rutinariamente lleva en los bolsillos; asimismo, los zapatos de vestir con tacones a la altura normal para que el sastre ajuste el largo de la prenda. Los europeos siempre parece que llevan vestuario nuevo, ya sean de alto o bajo poder económico; solo se compran, según su economía, uno o dos prendas al año, pero prendas de calidad; les cuesta un poco más, pero no necesitan desecharlas por deformidad o desgaste a los seis meses. En el caso de abrigo o gabardina se recomienda el color Beige (denota nivel económico).

CAPTE EL MENSAJE, QUE SU PRESENCIA SEA IMPECABLE SIEMPRE

El navegar en el mundo de la excelencia exige el uso, consciente e inconsciente, de todos, ¡TODOS!, los recursos y herramientas, sobre todo las anímicas. Día a día debe aprender a usarlas con toda discreción, escuche, lea, use, vista, ingiera, selectivamente, no se conforme; recuerde: *lo mejor no es suficiente para usted o su familia;* los sentidos, la movilidad, el dinamismo, el lenguaje, la comunicación; pero los más importantes son inconscientes y es probable que ni nos demos cuenta de que contamos con ellos. Hagamos una revisión alfabética muy breve.

Anímicas: Las emociones positivas: amor, alegría, y las negativas: temor, rabia, tristeza.

Espirituales: intuición, sensación.

Mentales: atención, deducción, entendimiento, fijación, introspección, juicio, memoria, proyección, razón, síntesis, etcétera. Todo lo anterior es la herencia histórico-genética ancestral con la que se nace y que son los patrones de conducta heredo-familiares; todo ello se modifica con la educación y costumbres que aprendemos en el hogar; la instrucción escolar, la preparación o formación profesional, los conocimientos culturales que adquirimos en la vida diaria.

**EL SABE PUEDE,
EL QUE PUEDE SE ATREVE,
EL QUE SE ATREVE CALLA.**
El Kibalyon

Si verbaliza un pensamiento, decreta su realización.
Nunca verbalice sus emociones negativas

CAPÍTULO 16

Prepare su entrevista

Primer contacto

Usted ya seleccionó a la empresa o persona a la que va a visitar para comprar, vender u ofrecer sus servicios, abra la página de Internet; Infórmese a consciencia acerca de la empresa a la que va a visitar: origen, ¿qué hace?, ¿cómo lo hace?, ¿dónde lo hace? ¿con qué lo hace?; infórmese sobre su mercado, sus competidores; apréndase el nombre y apellido de la persona que va a entrevistar y, si es posible, de la secretaria que lo recibe inicialmente, del gerente general o presidente corporativo, programe su cita, llegue 10 o 15 minutos antes, pase al baño, refrésquese el rostro, lávese las manos arréglese la corbata, quite el polvo de los zapatos, use enjuague bucal y cepillo de dientes, aplique **una gota** de discreta loción de buena calidad en las manos, respire profundo tres veces y relájese; piense que es usted el mejor empleado o producto que esa empresa puede conseguir. **Visualice en su pantalla mental,** por enésima vez, el momento en que es contratado, que levanta el pedido o que recibe el contrato firmado, porque usted les va a resolver problemas; la empresa no le va resolver problemas a usted; usted no necesita el trabajo, la empresa necesita sus servicios. ¡PIENSE EN LA EMPRESA, NO PIENSE EN USTED!

En el momento en que le abren la puerta, la persona que lo ve entrar recibe infinidad de mensajes de usted, que apenas ha dado un paso al interior; si tiene que abrir la puerta para entrar, tome el picaporte firmemente y empuje la puerta en forma enérgica pero tranquila; entre al lugar y cierre la puerta, nunca dé la espalda a las personas que estén en el interior, si la puerta es automática o alguien le abre, dé el paso firme; que su imagen sea de seguridad y asertividad; dé la mano y salude con firmeza, mencionando el apellido de la persona que saluda; trasmita energía y confianza.

La venta se cierra en los primeros tres minutos de la entrevista; al cliente no le interesan sus problemas. **No los cuente nunca; hable de la utilidad que usted puede representar para la empresa** mencione, si es oportuno, la información que recopiló. Recuerde: *usted no va a pedir un favor sino a ofrecer un servicio de excelencia,* toda empresa necesita a ese empleado. todo el mundo vende algo, ya sea que usted repare motores o dirija al tráfico, su tarea principal es vender y no es precisamente el producto de la empresa para la que trabajan. ¡No, por favor! Ese producto de vende solo, porque el cliente lo necesita, el producto que usted vende es su imagen, es la imagen de la institución o empresa que lo contrató al primero que tiene que convencer de que usted es el producto adecuado es al gerente de recursos humanos de la empresa de la que usted es empleado o se quiere emplear la siguiente lista son algunas de las acciones para ubicarse en ese nivel:

CAPÍTULO 17

Penta-decálogo del Líder de Excelencia

1. Usted no trabaja solo; su equipo o mente maestra debe estar informado de los motivos de sus decisiones para saber a dónde va.
2. La meta como equipo es alcanzar la calidad total; no hay atajos, prepárelos antes de arrancar.
3. Las reuniones de trabajo son para tomar decisiones, no para tomar café.
4. Toda aportación debe ser reconocida ante todo el equipo.
5. Cree un banco de datos con una red de comunicación abierta con información confiable.
6. El flujo grama es para dar fluidez, no para bloquear.
7. El uso de tecnologías de punta requiere entrenamiento, no lo escatime.
8. La burocracia y las marcas de productividad y tiempos, estresan y disminuyen la calidad y bloquean la fluidez, huya de ellas.
9. Persuada, no imponga; use la negociación, la miel atrae más que la hiel.
10. No invente supervisiones (haga que cada uno de sus colaboradores sea su propio supervisor de calidad).
11. Si lo hizo bien, mejórelo; lo mejor no es suficiente, sólo acepte lo Excelente.
12. Aplique los seis acuerdos.
13. El Adulto analiza, investiga, razona, sugiere, es el nivel de la Excelencia.
14. Lo único que lo debe satisfacer es la Excelencia; no se conforme con menos.
15. Recuerde los equipos se mueven con recursos prepárelos antes de arrancar.

Rodéese de expertos en el tema; si hay alguien más calificado delegue y apoye; la responsabilidad es de usted, pero ellos son los que saben

CAPÍTULO 18

Integre su mente maestra.
No seleccione a los mejores,
escoja sólo a los excelentes

Es recomendable que la selección de su equipo sea por oposición curricular, incorporando a los que tengan mayor puntuación, curriculum y experiencia directa en su materia, delegue y apoye, haga sesiones de trabajo conjunto, no encasille al personal, de absoluta libertad para formar ese indispensable equipo de trabajo. Siempre habrá frescura de ideas y propuestas de innovación existe multitud de técnicas aplicables, entre las que destacan los trabajos de W. Edwards Deming, Peter Drucker, La administración por Objetivos, Círculos de calidad, Teoría Z, Teoría Y y muchas ideas más. No desautorice a nadie, reconozca el esfuerzo y premie la aportación; tómelos en cuenta, son seres humanos que viven y sienten, será un equipo de alta calidad con conciencia de grupo y usted estará comportándose como un líder de excelencia siempre no imponga normas o cuotas de trabajo; su empresa debe estimular cero errores, que la dirección no pierda la mística que dio origen a su proyecto, hagan que la empresa para la que trabajan sea el mejor lugar para laborar, donde se tome en cuenta al trabajador como ser humano para que éste dé el cien por ciento de su capacidad que cada trabajador sea su propio supervisor de calidad por su pasión por la excelencia. el nivel de calidad la fija la calidad de su personal, y la alcanza si el proceso es optimizado continuamente por la capacitación especializada permanente, manteniendo la inquietud por la excelencia en todo lo que hagan como grupo o como persona, elimine de su mente la mediocridad del *Ahí se va* y del *Esto lo necesito en casa*. Siempre deben actuar con la plena convicción de que sólo lo excelente satisface a su desarrollo como ser humano.

La garantía de lealtad, permanencia y aportación de la experiencia del trabajador, dependen de que las razones que motivaron su incorporación a ese equipo se satisfagan a través de la interacción continua del grupo y usted, que es su líder, les da la opción permanente para mejorar los procedimientos aplicando ideas, procedimientos innovadores, con reconocimiento y respeto a la propiedad intelectual de las aportaciones y mejoras técnicas que ofrezcan,

A efecto de lograr la mejor comunicación con los integrantes del equipo es conveniente recurrir a los que nos comenta le maestro Eric Berne en su trabajo

Análisis transaccional.- como Sistema de psicoterapia individual y social propuesto por el psiquiatra Eric Berne a partir de los años 1950 en Estados Unidos, quien lo divulgó con su libro *Juegos en que participamos.*

A nivel funcional, se busca facilitar el análisis de las formas en que las personas interactúan entre sí, mediante transacciones psicológicas, con sus estados del yo Padre, Adulto y Niño, aprendiendo a utilizar el primero para dar cuidados, el segundo para individualizarnos y el tercero para buscar y recibir cuidados creciendo en el logro de una personalidad integradora es aplicable en áreas de crecimiento personal, educación, enfermería, trabajo social, desarrollo organizacional y en otras actividades en las cuales las personas interactúan entre sí

CAPÍTULO 19

Hacia un programa a la Excelencia

Estas notas no pretenden agotar el tema de la **Excelencia.** Cada uno de los temas es un seminario, de lo que se pretende es inquietarle en mejorar la calidad de vida a la que tienen derecho usted y su familia un programa hacia la **Excelencia** requiere una serie de pasos importante:

1. Desear ser excelente (lo importante es desearlo para poder alcanzarlo) en todos los campos existenciales, trabajo, hogar, Empezando por optimizar consciente y permanentemente su actitud mental, patrones de pensamiento, conducta, lenguaje, hábitos, costumbres, mecanismos de comunicación familiar o entorno; en fin, su forma de vida.

2. Definir acciones secuenciales alcanzables con una revisión previa de los recursos de que disponga,

3. Programar su proceso de cambio (no es fácil de un día para otro). Fije una secuencia ordenada de cambio en cada uno de los aspectos en el área laboral su calidad debe mejorar (ame su trabajo), si no le gusta lo que hace, cambie de actividad, su trabajo debe ser la pasión de su vida; no puede ser para irla pasando mientras aparece algo mejor.

4. Revise sus logros cada tiempo programado. Vigile sus progresos, reprograme acciones adquiera nuevas herramientas no se confíe.

CAPÍTULO 20

Usted es la medida de su triunfo

El humano tiene, entre otros muchos dones, el de la transformación, igual que uno de los seres más bellos de la naturaleza, que vive una serie de cambios hasta que llega a manifestarse como uno de los milagros de la creación, nos referimos a la mariposa Monarca, el humano es la creación más maravillosa del universo; sus dones son infinitos, su poder inconmensurable, sólo tiene que aceptarlo y expresarse como lo que es: la manifestación del absoluto.

Para la naturaleza, las cosas no son a medias; nada queda inacabado, todo está para lo que debe ser, así, el ser humano nada debe dejar al azar; todo lo que inicie lo debe terminar, sobre todo su vida y su desarrollo.

En ese tenor, en su momento debe romper con la inercia del *Ahí me la llevo* y la mediocre rutina de *levantarme si quiero, desayunar lo que me encuentre, ¿Ir a la escuela para qué?, si voy es para estar con los compañeros, regresar a casa la hora que yo lo desee, volver a salir para estar con los amigos, y regresar a dormir sin ninguna presión y al día siguiente igual, hasta morir sin haber nacido.*

Para usted este es el momento de la transformación deje el capullo de crisálida y asuma la envoltura de **hombre total.** Revise sus efectivos: con qué cuenta, qué tiene, de qué dispone, qué le falta, defina las metas, inicie tareas, actúe con la seguridad y la asertividad, pero siempre bajo la premisa de la observancia de valores, ética y moral, sepa hasta dónde y cuándo quiere llegar usted no puede vivir al azar, esperando ver qué pasará mañana, no nos referimos a una actitud maniaco-compulsiva de vivir con un cuaderno bajo el brazo para recordar qué acción sigue a cada instante, sólo nos referimos a la programación general de su vida para el futuro: *qué nivel de desarrollo espera usted alcanzar,*

Cómo lo va a lograr, qué puede esperar su familia de usted. Un General no manda a sus tropas al campo de batalla a *ver que sale.* Primero reúne a su Estado Mayor (para usted es su familia), al General no le importa por qué se va a pelear, el sólo obedece órdenes, aunque sean aberrantes o absurdas como ocurre a la fecha pero a usted sí le importa, porque es el futuro de su familia y de usted el que está en juego, su planeación y preparación deben ser más cuidadosas que las del General, inicialmente, usted elabora su tabla de decisiones con sus metas definidas, pero alcanzables, piense en grande, pero dé pasos firmes, en función de los recursos programados existentes o que se pueda allegar con certeza, recuerde: *prepare hoy el mañana para que mañana disfrute el hoy,* pero insistimos: abandone los clichés, los patrones, los esquemas, las modas destructoras de los núcleos de la familia o de la sociedad, en el área laboral su calidad debe mejorar. Ame su trabajo, prepárese para ser el mejor, si le toca dirigir, piense que es el último día que va a estar en el puesto y que tiene que dejar huella. Forme su mente maestra con expertos calificados en cada una de las áreas informe, comunique, motive.

CAPÍTULO 21

Revise sus activos

Sus antecesores algo bueno deben haber hecho. No deseche el trabajo de años sólo porque usted cree tener la razón usted es el heredero de muchas horas de trabajo, de creatividad, de apuesta al triunfo; capitalice la experiencia de los que realmente saben su actividad debe ser la pasión de su vida; su lealtad a la institución o empresa debe ser a toda prueba. REVISE SUS LOGROS CADA TIEMPO PROGRAMADO

Vigile sus progresos, no se confíe de que su proyecto es perfecto, siempre se puede mejorar, revise sus logros, mejore sus alcances, visualice a futuro, como jefe de familia o de grupo, no amenace, convenza; existen dos tipos de lideres: el que usa el látigo y el que guía en punta; el primero dejó de ser útil hace un siglo, al nuevo se le está esperando.

¡RECUERDE!
¡HACE FALTA UN LÍDER QUE GUÍE HACIA LA EXCELENCIA COMO FORMA DE VIDA!. USE TODO SU POTENCIAL ¿QUÉ LE GUSTA HACER? LO QUE HAGA, NO LO HAGA BIEN, HÁGALO EXCELENTE ¡SIEMPRE!

CAPÍTULO 22

RESUMEN TEMÁTICO

Principios y valores

Cuando el humano aprende a usar sus herramientas de **Excelencia** se obliga a vivir bajo premisas de respeto formal a sí mismo y a los demás; por su importancia, insistimos en recordar algunas de ellas:

Lenguaje impecable

Tiene el **Poder de la Palabra,** lo que diga ya es real, ¡cuidado!, porque lo que pida no siempre es lo que desea o necesita, para alguien más o para usted, cuide que su lenguaje y su contenido sea impecable; aprenda a usar ese poder, la palabra es decreto, sea consciente de ello.

No hagas las cosas personales

Lo que digan los demás es resultando de las emociones de que son víctimas en ese momento, y de la información de que disponen; en ese instante es su verdad, lo mismo le pasa a usted, sólo puede decir lo qué sabe o siente en el momento de hablar; no puede decir lo que no sabe; por tanto, no tome lo que escuche como personal; escuche, no critique, analice, mejore, agradezca.

No presuponga

No tiene derecho a suponer otra cosa que lo que concretamente escuche, y nada más. Pensar qué: *A lo mejor dijeron, Qué querían decir, Que se referían a,* es perder el tiempo y distraer sus capacidades; si no puede decir algo inteligente guarde silencio.

Tenacidad

No claudique, no se rinda, que cada obstáculo sea un escalón para crecer y para aprender; recuerde: *no claudique;* es fundamental que siempre haga un último esfuerzo después del máximo realizado; no se dé por vencido ante los obstáculos, tome cada uno de ellos como un reto a vencer, recuerde:

HAGA UN ÚLTIMO ESFUERZO DESPUÉS DEL MÁXIMO REALIZADO.

Evalúe: Reconozca y corrija sus deficiencias (vele sus armas afile el hacha) reúna todo lo que va a necesitar antes de iniciar, programe su actividad, una de las cosas que más inquieta al ser despierto, es cómo corregir las fallas que descubre en su actuar diario, los resultados que obtiene le indican si está en el camino correcto o debe modificar su acción.

Visualice

Si usted ama y es capaz de visualizar su proyecto realizado, adelante, llévelo a cabo, recuerde: *la fuerza más importante del universo es el Verbo,* en el momento en que usted verbaliza una idea o un sueño, ya le está dando cuerpo y fuerza para su realización; sólo espera que usted se ponga en marcha. visualice con todo detalle su proyecto, color, forma tamaño; lo que sea, visualice su realización, piense y actúe como si ya fuera una realidad; de hecho lo es, insisto:

Nada existe en su mente que no sea real. Nada es real si no está en su mente.

ORGANICE: Ideas, documentos, espacios, recursos, todo.

Ponga por escrito ordenadamente sus ideas o proyectos, costos, beneficios. La utilidad que reporte no sólo debe o puede ser monetaria; qué apoyos tiene, cómo las va a aplicar, abra carpetas rotuladas por orden alfabético y cronológico, para que todo esté en orden. Si usted mismo tiene que hacerlo, ponga cada cosa en su lugar; si tarda más de un minuto buscando un papel, usted no se ha organizado y desorganiza a su equipo. al final de la jornada, evalúe los resultados, anote sus avances en el cronograma respectivo, coloque todo lo que recopiló durante el día en su lugar, programe su secuencia de trabajo en función de sus prioridades. Replantee sus objetivos: ¿Qué le hizo falta? ¿Lo tiene? ¿Cómo puede conseguirlo? Tome 15 minutos para usted; reflexione los avances, los pendientes, los apoyos que necesita, acciones a realizar; medite y abra su pantalla mental; visualice los resultados que desea; véalos reales con todo detalle y deje que su yo profundo los haga realidad. Confíe en que así será. Sea el mejor en su actividad.

Repito: *no hay términos medios.*

***La Esencia del Ser absoluto reside en su no existencia, en su carencia de principio y fin, El Estado Absoluto. y su Proceso Absoluto es una Consciencia Pura dentro de sí mismo y por sí mismo; significa aquello que Siempre fue, es y será, "es el yo soy"; "yo soy" incorpora y comprende todo lo que es, en un estado absoluto de perfección y su proceso absoluto en un sentido absoluto, la mente absoluta constituye la entidad sensible absoluta. En consecuencia, el primer principio establece que aquello que siempre es y que nunca ocurre, avanza y cambia, es la entidad absoluta, perfecta, no creada y sensible que es la conciencia pura y absoluta del Absoluto "Yo Soy.

¡LA MEDIOCRIDAD SE
CONFORMA, USTED NO!
¡USTED ES DE EXCELENCIA!
¡USTED VA POR EL TRIUNFO TOTAL

EL ÉXITO COMIENZA CON LA VOLUNTAD

Si piensas que estás vencido, lo estás.
Si piensas que no te atreves, no lo harás
Si piensas que te gustaría ganar, pero no puedes, no lo lograrás.
Si piensas que perderás, ya has perdido.
Porque en el mundo encontrarás que el éxito comienza con la voluntad del hombre. Todo está en el estado mental.

Porque muchas carreras se han perdido antes de haberse corrido y muchos cobardes han fracasado antes de haber su trabajo empezado. Piensa en grande y tus hechos crecerán. Piensa en pequeño y quedarás atrás. Piensa que puedes y podrás. Todo está en el estado mental.

Si piensas que estás aventajado, lo estás. Tienes que pensar bien para elevarte. Tienes que estar seguro de ti mismo, antes de intentar ganar un premio, la batalla de la vida no siempre la gana el hombre más fuerte, o más ligero, porque tarde o temprano el hombre que gana es el que cree poder hacerlo.

Rudyard Kipling

ANEXO 1

TABLA DE DECISIONES
Asuntos pendientes importantes.

Asunto	Prioridad	Qué necesito	Qué me falta	Fecha
	sí ---- no			
	si-- no---			
	sí --- no---			
	sí --- no---			
	sí --- no---			
	sí --- no----			
	sí --- no--			
	sí ---- no			
	sí ---- no			
	sí ---- no			
	sí ---- no			
	sí ---- no			
	sí ---- no			
	sí ---- no			
	sí ---- no			
	sí ---- no			
	sí ---- no			

ANEXO 2

TABLA DE DECISIONES
Asuntos pendientes urgentes:

Asunto	Prioridad	Qué necesito	Qué me falta	Fecha
	sí --- no---			
	sí --- no---			
	sí --- no---			
	sí --- no---			
	sí --- no----			
	sí --- no---			
	sí --- no---			
	sí --- no---			
	sí ----no---			
	sí --- no---			
	sí --- no---			
	sí --- no---			
	sí -- no---			
	sí --- no---			
	sí --- no---			
	sí --- no---			
	sí --- no---			
	sí --- no---			
	sí --- no---			

ANEXO 3

CRONOGRAMA.

NC.	Asunto	fecha de inicio	Fecha de terminación	Resultados	agradecimientos

Excelencia vivencial (evaluación del curso o del texto)

Esta evaluación es parte vital del proceso de **Excelencia vivencial.** Le agradecemos sus comentarios de manera global u otro aspecto que usted considere, ya que serán de gran valor desde el punto de vista de retroalimentación y para incrementar los contenidos y calidad de los temas presentados o expuestos.

Es importante llenar esta hoja.

Método utilizado
Las dinámicas fueron apropiadas
Logros de los objetivos
Aplicación del ejercicio final
Nivel
Interés para participar en el curso intermedio
El Instructor conoce el tema
Su exposición fue clara
Estimuló la participación del oyente Resolvió dudas, Aclaró el tema
La exposición fue Dinámica Lenta Mantuvo el interés del grupo
Sugerencias
Cierre y evaluación del curso y entrega de constancias
Otros aspectos.

COROLARIO

Estos son los últimos renglones de este manual, que tiene usted en sus manos, como una herramienta adecuada a su espacio y tiempo ancestral, la información que contiene solo usted sabrá que uso darle, el texto de cada pagina incluye inducciones y mensajes subliminales, que van a abrir canales mentales como recursos para dirigir a los seres que le rodean a ocupar el lugar que les corresponde en la nueva civilización, de la cual usted es uno de sus lideres, los cambios se darán en el tiempo y forma, este pendiente, prepárese para afrontarlos, use sus dones y potencialidades; minimizando el efecto de las formas de penetración y control mental que los grupos de poder usan para dominar y controlar la vida de las comunidades dormidas en la placidez de la TV y publicidad consumista, use la ley de atracción, **sin dudas, este cierto que lo que piense es realidad, porque usted lo verbalizo y eso lo hizo decreto,** siempre desde el lado positivo no le de oportunidad a intenciones, inquietudes, ideas, juicios, pensamientos, o palabras negativas, **nunca**, si aparecen, cámbiales la polaridad, conviértelas de inmediato en positivas, recuerda que tiene el libre albedrío para aceptar solo lo excelente para usted y los que le rodean, comunique sus inquietudes, ideas, propuestas y proyectos, esta cofradía le ofrece un espacio y un canal de comunicación abierto, sin criticas solo análisis y discusión, el tema y profundidad usted es el que decide, el correo electrónico esta a su disposición, yavendano@att.net.mx

Fraternamente:

E. Rivera

COMPLEMENTO A LA BIBLIOGRAFIA
FUENTES Y NOTAS SOBRE LOS TEMAS:

Información adjunta:

a. Aditivos sintéticos en alimentos y sus consecuencias en nuestra salud.

Los aditivos sintéticos son sustancias químicas que se usan para conservar o saborizar alimentos, la mayoría son perjudiciales para la salud a largo o mediano plazo, los aditivos intentan mantener las cualidades del producto que vamos a consumir, evitan que se deteriore y conservan sus características naturales, por ley, cada producto debe mencionar en su caja todos sus aditivos que contienen, los colorantes son sustancias que conservan o recrean el color natural de un alimento, la eritrosina está prohibida en algunos países por producir enfermedades de la tiroides; la tartrazina podría producir asma, urticaria y comezón en personas que también son sensibles al ácido acetilsalicílico (aspirina), en cuanto a los edulcorantes, son saborizantes que se utilizan en reemplazo del azúcar, según los especialistas en nutrición, gran parte de las enfermedades degenerativas tienen su origen en la alimentación, de ahí la importancia de evitar la ingesta de los mencionados edulcorantes saborizantes o emulsionantes en los alimentos que ingerimos, el consumo indiscriminado de comida rápida, pizzas, hamburguesas, papas fritas, milanesas y todo lo que nos venden envasado en bolsas de colores atractivos, psicológicamente seleccionados, comúnmente denominada como comida chatarra, esta alimentación se caracteriza por un contenido excesivo de calorías, grasas y sal. las consecuencias inmediatas pueden ser: exceso de peso, colesterol elevado, aumento de la presión arterial, diabetes o enfermedades cardiovasculares, enfermedades degenerativas, irreversibles susceptibles de ser, transmitidas a la descendencia genéticamente, vale la pena hacer un esfuerzo para modificar aquellas costumbres contrarias a nuestro bienestar. Ingerir más, vegetales frescos (crudos o cocidos) y frutas de estación es una solución saludable, rica e igualmente rápida.

Edulcorantes : los edulcorantes son neurotoxinas compuesta por 3 ingredientes: ácido aspártico, fenilalanina y metanol, se comercializa como "con diferentes nombres comerciales que destruyen el sistema nervioso central. son veneno que al ser ingeridos se convierten en formaldehído en el cuerpo causando migrañas, temblores, pérdida de visión, síntomas parecidos al lupus y al Mal de Parkinson, esclerosis múltiple y muchos otros más síntomas.

El Edulcornante dispara el desarrollo del Lupus sistemático principalmente por la toxicidad del metanol (uno de sus componentes), y cuando las personas dejan de consumirlo el lupus se vuelve asintomático, pero, desafortunadamente, la enfermedad es irreversible

Si estás consumiendo productos "light" "diet" o que dicen en su etiqueta "sin azúcar" o "no necesitan azúcar" (revisar las etiquetas de lo que se compre) te invito a que dejes de consumirlo durante 60-90 días y verás la diferencia en cuanto a tus síntomas. Por otro lado, te recomiendo que leas las etiquetas, ya que el edulcorante viene ya incluido en productos que no son de dieta, tales como las gelatinas, yoghurts, medicinas, polvos para preparar bebidas, suplementos alimenticios (Aguas bajas en calorías etc. Los daños que la FDA ha recibido como causados por el edulcorante son:

Daños a largo plazo: El edulcorante causa un daño silencioso y lento en aquéllos que no muestran una reacción inmediata y que, por lo tanto, no evitan su consumo, muchas reacciones son muy serias, (incluyendo ataques apopléticos y muerte), tales como:

Fibromialgia.
Artritis.
Esclerosis Múltiple (MS).
Enfermedad de Parkinson.
Lupus.
Sensibilidad Química Múltiple (MCS).

Diabetes y complicación con la Diabetes.
Epilepsia.
Alzheimer.
Defectos de nacimiento.
Síndrome de Fatiga Crónica.
Linfoma.
Trastorno del Déficit de Atención.
Trastorno de Pánico (Fobias).
Depresión y otros desórdenes psicológicos.

Ardor al orinar	Impotencia y problemas sexuales
Ardor en los ojos o garganta	Insomnio
Artritis	Irritabilidad
Asma	Laringitis
Ataques apopléticos y convulsiones	Latidos rápidos del corazón
Ataques de ansiedad	Marcados cambios en la Personalidad
Ataques de Pánico	Mareos
Aumento de peso	Memoria deficiente
Cambios o problemas en la menstruación	Muerte
Comezón	Náuseas o vómitos
Confusión	Otras reacciones alérgicas
Depresión	Palpitaciones del corazón
Diarrea	Pérdida de cabello (calvicie) o adelgazamiento del cabello
Dificultad al respirar	Pérdida de la audición
Dificultad de concentración	Pérdida de memoria
Dificultad de pensar correctamente	Problemas en los niveles de azúcar en la sangre (Hipoglucemia o Híper glicemia)
Disminución de la visión	Reacciones asmáticas
Dolor abdominal	Rubor o enrojecimiento de cara

Dolor al tragar	Sentimiento de Irrealidad
Dolores de cabeza y migrañas	Sentir que se piensa como entre niebla
Dolores de pecho	Severos dolores de cabeza y migrañas (causados por ingerimiento crónico de Aspártame)
Dolores en las articulaciones	Susceptibilidad a las infecciones
Entumecimiento o calambres en extremidades	Taquicardia
Erupciones	Temblores en el cuerpo
Espasmos en los músculos	Tinnitus (zumbido o ruido en oídos)

Excesiva hambre o sed	Tos crónica
Fatiga	Tumores en el cerebro (probados en estudios hechos en animales)
Fatiga crónica	Urticaria
Fobias	Verborrea (hablar mucho)
Hinchazón, Edema (retención de líquidos)	Vértigo
Hipertensión (presión arterial alta)	

VISITE   **http://www.dorway.com/possible.html**   Contacto: Betty Martini, Misión Posible Mundial, (1)770 242-2599.

Se pide que este artículo de prensa se añada a páginas en el "web" y sea enviada a todas las prensas en este país y todos los países del mundo. Los gobiernos deben ser inmediatamente notificados. Información secreta del mercado, la declaración de la traductora y el informe de Cohen están disponibles para la prensa. Para más información sobre Aspartame email: betty@noel.pd.org ESCRIBA: **sendme help-traduzca** en la línea del Sujeto

1. Haga la Prueba de NO TOMAR edulcorante durante 60-días y envíenos su historia a: Mission Possible - 5950-H State Bridge Rd., Suite 215 - Duluth, GA 30155 USA
2. Avisé a su médico y a todas sus amistades!
3. Devuelva todo producto que contenga edulcorante a la tienda donde lo compró.
VISITE http://www.dorway.com/possible.html Y consiga comunicarse a otras 29 localidades. http://www.tiac.net/users/mgold/aspartame/ FAQs/informes de Toxicología. La incapacidad física y la muerte no son un coste aceptable para hacer negocios.
Algunos otros sitios web con información en español son:
MSG: http://www.nomsg.com, www.truthinlabeling.com
en ESPAÑA
http://www.presidiotex.com/barcelonahttp://ww2.grn.es/avalls/aspa1.htm

http://www.trufax.org/research/f21.html reporte de la universidad del Tolima en Colombia: http://www.ilsa.org.co/ambiente/alerta9-5.html#aspartame: http://www.chiroweb.com/archives/09/26/26.html india, España http://members.es.tripod.de/skamotverd/gecologist.html
2 libros que puede conseguir en amazon.com, son: dr. robert's book http://www.amazon.com/exec/obidos/asin/0914783580/qid=971469696/sr=1-2/102-6888249-4106531 dr. blaylock's bookhttp: //www.amazon. com/exec/obidos/ asin/ 0929173252/qid=971470032/sr=1-1/102-6888249-4106531 contacto en México en la Asociación Mexicana de Estudios para la defensa del Consumidor (amedec) con Arturo Lomelí: amedec@secsa.podernet.com.mx que sabe usted acerca del agente naranja y su uso en la guerra de Vietnam y productos transgénicos a nivel internacional:
http://members.es.tripod.de/skamotverd/ecologist.html
http://www.laneta.apc.org/ogt/transgen.html
(redactado por: jan grossetete, mathieu duc y sebastien flaccavento, estudiantes de la Facultad de Psicología y Ciencias de la Educación de la Universidad de Génova, Suiza. 5 oct.98.)

¡Peligro por el uso de químicos y las mal llamadas 'sodas dietéticas'! cuando la temperatura del Edulcorante, "excede los 86 grados Fahrenheit, el alcohol de madera contenido en él se convierte en "formaldehido" y luego en ácido fórmico (formic acid), que a su vez ocasiona "acidismo" metabólico (metabolicacidosis). El ácido fórmico es un veneno que se encuentra en el aguijón de las llamadas hormigas de fuego. La toxicidad del metanol produce síntomas que se asemejan a la esclerosis múltiple; de esta manera, algunas personas han sido diagnosticadas con esta enfermedad por error. La esclerosis múltiple no representa una sentencia de muerte, en cambio la toxicidad por metanol sí puede representarla. En el caso del lupus sistémico, hemos encontrado que está casi tan extendido como la esclerosis múltiple, especialmente en los consumidores de 'substitutos del azúcar, También, como en el caso de la toxicidad con metanol, las víctimas suelen tomar en promedio de tres a cuatro latas de 12 onzas por día, algunos aún más. En los casos del lupus sistémico, que son ocasionados por el substituto del azúcar, la víctima no sabe que este edulcorante es el culpable y continúa su uso agravando el lupus hasta el punto en el que a veces. se pone en peligro la vida. cuando logramos que la gente deje de usar el edulcorante aquellos con lupus sistémico generalmente se convierten en asintomáticos. el edulcorante cambia la química del cerebro, esta es la razón de los ataques severos que padecen muchas personas. esta droga altera el nivel de dopamina en el cerebro. ¿pueden imaginarse lo que les puede ocasionar a pacientes con parkinson? que siguieron una dieta sin estos elementos, además, los animales bajo dieta genéticamente modificada sufrieron tumores <u>mamarios</u> y daños severos

Efecto cancerigeno de las semillas transgénicas (Las semillas de la muerte):

El concentrado control que ejercen los productores en el sector de las semillas, tanto en la India como en todo el mundo es un hecho altamente preocupante y es lo que conecta entre sí los suicidios de agricultores en la India. Los juicios "contra Percy Schmeiser" en Canadá y "Bowman" en los EEUU, y la demanda por valor de 2.200 millones dólares interpuesta por agricultores brasileños por injusto cobro de royalties. Las patentes de propiedad de las semillas transgénicas son ilegítimas porque introducir un gen tóxico en una célula vegetal no es "crear" o "inventar" una planta.

El investigador Gilles-Eric Seralini, de la Universidad de Caen, y su equipo, afirman que las ratas alimentadas con una dieta que contenía NK603 (una variedad de semillas modificadas genéticamente para tolerar las dosis del herbicida Roundup) o a las que se dio agua que contenía niveles de este producto químico permitido en EE.UU. murieron antes que las no alimentadas con esos productos por tumores en hígados y riñones, constata el estudio, publicado en la revista 'Ford and Chemical Toxicology'. "Es la primera vez que se analiza el impacto sobre la salud de un alimento genéticamente y un pesticida, más allá de los de la industria. Los resultados son alarmantes", dijo Séralini a la agencia AFP. Monsanto, la mayor productora de semillas transgénicas del mundo, todavía no ha hecho comentarios respecto a la publicación. No obstante, en el pasado ha reiterado que sus productos son seguros y que no suponen ningún riesgo para la salud de los seres humanos ni de los animales. Esta droga también ocasiona defectos de nacimiento. Algunos de los síntomas según las investigaciones independientes, son: Dolores de cabeza/migrañas, vértigo, dolores en los huesos, náusea, entumecimiento, espasmos del músculo, salpullidos, depresión, fatiga, irritabilidad, taquicardia, insomnio, pérdida de la visión, pérdida del oído, palpitaciones del corazón, dificultades en la respiración, ansiedad, tinnitus, vértigo y pérdida de la memoria, entre otros. Si padeces cualquiera de estos síntomas y eres adicto a las sodas 'dietéticas' o cualquier otro producto que contenga esta neurotoxina legalizada, prueba dejando de consumir productos con aspartame por tres meses y comprueba tu mismo la información y la diferencia. Algunas de las enfermedades que puede ocasionarte el consumo del apártame Texto completo en: http://actualidad.rt.com/ciencias/view/54103-foto-maiz-monsanto-causa-terribles-tumores-ratones Tumores en el cerebro, esclerosis múltiple, epilepsia, síndrome de fatiga crónica, el mal de Parkinson, Alzhéimer, linfoma, defectos de nacimiento, fibromialgia y diabetes, entre otras. Para más información, escribe por e-mail a <aspartame@ojinaga.com> o a Mission Possible International 5950-H State Bridge Rd. #215 Duluth, GA 30097 USA

Gracias por sumarte a la campaña internacional en contra de los químicos y por pasar esta información a otros. Reenvíala a todos tus contactos! Estos dos volantes virtuales también son susceptibles de imprimirse o fotocopiarse, para su mejor distribución fuera de la red. RED IBEROAMERICANA DE LUZ
http://www.elistas.net/foro/redluz (4 mensajes diarios) http://www.elistas.net/foro/redluzII (2 mensajes diarios) http://www.elistas.net/foro/redluzIII (3 mensajes semanales) LUXWEB (ingles) http://www.egroups.com/community/luxweb (4 daily messages) http://www.egroups.com/community/luxwebII (1 daily message) http://www.egroups.com/community/luxwebIII (1 weekly message) ACTION ALERT (ingles) http://www.egroups.com/community/actionalert
BOLETIN ALERTAS http://www.elistas.net/foro/alertas

BIBLIOGRAFÍA:
FUENTES Y NOTAS SOBRE
LOS TEMAS

1. **Las Leyes de Mendel;**
↑ Rodolfo R. Llinas ;(2001). *I of the Vortex: From Neurons to Self.* MIT Press, pp. 190–191. ISBN 0-262-62163-0

Michael Skinner: Publicó en un artículo científico de los cambios epigenético de los espermatozoides se transmitían a través de varias generaciones; El autor expresan que las experiencias de vida de los abuelos o incluso ancestros con más antigüedad provocan cambios estructurales genéticos en óvulos y espermatozoides de sus hijos, nietos, bisnietos.

Mihai Nadin ;(1997). *The Civilization of Illiteracy.* Dresden University Press, pp.
2.- **Condicionantes sociológicos.**
Mª Pilar Cisneros Brito Mª del Pilar condicionantes sociológicos del crecimiento sostenible.

3.- **La Formación empírico experimental (Empirismo)**
Bernedette Muthien (2006). Ubuntu & Partnership International Peace Research Association Bill Fisher y Jim Van Patten. A Quick Look at the Medieval

View of Philosophy and Healthcare (Un pequeño vistazo al punto de vista medieval de la filosofía e higiene) University of Montana and University of Arkansas.

Kibalyon (Cap. XV Axiomas Herméticos) *"Nada está en el intelecto si no estuvo primero en los sentidos"* el afirma:

El Todo es Mente eL Universo es Mental; "Si algo no esta en tu Mente no existe, Si algo esta en tu Mente existe, *"Esse est percipi"* (*Ser es ser percibido*). Berkeley idealismo subjetivo, la percepción es la fuente de la existencia.

4.- Educación estatal:

Síntesis de la reforma educativa para México
- El pasado 15 de junio del 2011, Fernando González, subsecretario de Educación básica de la Secretaría de Educación Pública (SEP), presentó el nuevo modelo educativo país a partir de 2013.

a.- El idioma ingles es el segundo idioma;

b.- desaparecerá las boletas de calificaciones anuales y el concepto de aprobados y reprobados;

c.- Examen para los profesores cada tres años. Superado el "Plan Piloto" aplicado en seis mil aulas de enseñanza básica, cinco mil en primaria y mil en secundaria; se aplicará en todos los planteles del país en dos años más. Incluirá un cambio en el modelo de aprendizaje, una reforma de libros de texto y se incorporará cada vez más el uso de la tecnología.

b.- Resumen de las modificaciones a la ley de educación: Los trabajadores de la educación de algunas entidades de la república como Guerrero, Oaxaca, Michoacán y Chiapas, han manifestado su rechazo a la reforma educativa porque consideran que es una imposición al no tomar en cuenta la opinión de Académicos, maestros, estudiantes, sindicatos y padres de familia, enfatizan que no es una reforma educativa si no una reforma. Laboral y administrativa. [45] [46] Consideran que es una reforma antidemocrática, centralista, Pro-empresarial, ambigua, incompleta, regresiva, impositiva y punitiva.

En lo laboral: la reforma legaliza la posibilidad de despedir al maestro y directivo que no obtengan calificaciones aprobatorias en la evaluación que aplicará el Instituto Nacional de Evaluación de la Educación, por lo que la Secretaria de Educación Pública puede dar por terminada su relación laboral.

En lo pedagógico: Sostienen que carece de elementos para una auténtica reforma, un planteamiento preciso e integral para la transformación de la educación y del sistema educativo.

En lo cultural: La reforma sustituye los valores como identidad nacional, solidaridad, unidad, y amor a la patria por categorías económicas provenientes de la globalización como eficiencia, competencia, estandarización y productividad.

En lo social: La reforma educativa impone el pensamiento único a través del currículo y la evaluación estandarizada con conocimiento y respuestas uniformes, violentando los derechos de los pueblos indígenas.

5.- Herramientas: principios y valores:
Principios: Robbins, Anthony **Robbins** Maslow's hierarchy of needs, From Wikipedia, the free encyclopedia van IJzendoorn MH, Sagi-Schwartz A (2008). "Cross-Cultural Patterns of Attachment; Universal and Contextual Dimensions". In Cassidy J, Shaver PR. *Handbook of Attachment: Theory, Research and Clinical Applications.* New York and London: Guilford Press. pp. 880–905. Principios y valores éticos "un horizonte de progreso para una institución de avanzada" 2007 acuerdos, compromisos y protocolos éticos Ser profesional no es únicamente ejercer una profesión sino que implica mejor resultado para más gente, los tipos de valores pueden ser:

Teóricos, preferencias por un enfoque racional;
Económicos, enfatizan lo útil y lo práctico;
Estéticos, preferencias por las formas y armonía;
Sociales, preferencias por la gente o las relaciones
Políticos, enfatizan logro de poder o influencia;
Religiosos, se refieren a la interpretación del mundo, Se pueden centrar en resultados, metas, logros, reconocimientos, valores instrumentales, o en procesos o comportamientos, responsabilidad, como honradez, trabajo en equipo

Los valores de una persona se manifiestan en sus comportamientos, el líder del grupo los identifica y los incorpora en función de los objetivos del grupo, Robbins y otros autores opinan que "los valores se aprenden, se puede educar a la gente en valores que son necesarios para una organización" creando las condiciones para que la gente actúe de acuerdo con lo que se propone la organización. En esto juegan un papel importante, los sistemas de trabajo, de evaluación del desempeño y el tipo de liderazgo que prevalezcan. Para la exposición de este enfoque, sus autores, analizan una secuencia que parte de las creencias, que son las que generan los valores, que se convierten en normas, actitudes, conductas y, a diferencia de otros enfoques comentados, finalmente, se traducen en resultados, en este caso se propone un proceso de puesta en marcha que incluye como etapas principales: compromiso para asignar recursos,

formulación de valores, precisión de objetivos, desarrollo de políticas de personal y lo que denominan mantenimiento, que se refiere al monitoreo y aseguramiento. Al igual que Robbins, estos autores consideran que las organizaciones pueden jugar un papel importante en la creación de nuevos valores en la gente. Para esto, los jefes pueden valerse de muchas herramientas considerando que las más importantes son: la creación de una visión motivadora, saber escuchar a la gente, la comunicación efectiva, educarlas con el ejemplo, promover formas de comportamiento que, con su reiteración, se conviertan en hábitos.

Quigley ofrece los siguientes "consejos para los líderes" para el trabajo con los valores.

a.- No basta con "enunciar" los valores, es imprescindible que se haga una breve definición que sea compartida por todos. "La atención al cliente" puede no ser interpretada de la misma forma por cada uno.

b.- Para que los valores "operen" como instrumento de cohesión y dirección es necesario que se definan cuáles son las "conductas observables" a través de las cuales se comprobará que se están aplicando los valores que se han definido.

c.- Los valores definidos deben ser utilizados en la selección del personal, en la evaluación y en las recompensas.

d.- Los jefes deben ser "modelos", ejemplos en el cumplimiento de los valores.

Si no se cumplen estas condiciones, los valores se limitarán a una proposición de buenos deseos. EL ser humano es una unidad bio psico social de valor ilimitado como ser capaz de elegir y decidir con identidad propia que lo vuelve único e irremplazable, en dignidad y valor inherentes, que es el derecho y obligación con una serie de capacidades, derechos y obligaciones fundamentales destacando el trato que se merece y que le merecen todos los demás bajo los principios de:

- Respeto y valor como persona derivado de la dignidad humana;
- Principio de Integridad
- Principio de Justicia
- principio de doble efecto
- Principio de Utilidad
- Principios de No-malevolencia y de Benevolencia
- Principio de Integridad
- Normas deontológica y buscando el servicio a las personas y a la sociedad por encima de los intereses egoístas «Compórtate en todo momento con la honestidad de un auténtico profesional, tomando todas tus decisiones con el respeto que te debes a ti mismo, de tal modo que te hagas así merecedor de vivir con plenitud tu profesión».

6. El cuerpo y su salud como herramienta directa.

El Método Isocinético; Un entrenamiento para lograr desarrollar la fuerza muscular, favoreciendo la resistencia Iso tensión muscular.- Este principio consiste en ejercitar los músculos a través de contracciones voluntarias, flexionando y extendiendo lentamente los músculos y manteniéndolos tensionados por algunos segundos (3 a 6 segundos) en el punto de contracción máxima, los entrenamientos con iso tensión son útiles para los culturistas competitivos, pues permiten mejorar el control muscular, aumentar la resistencia física y la capacidad de contracción isométrica exigida para posar durante las competencias. Otra ventaja de esta técnica es que puede evitar una

atrofia muscular muy grande al momento de su mejora en la performance de forma progresiva. Son ejercicios que priorizan el control muscular, y una combinación de ejercicios isotónicos, isométricos e isocinéticos, muy similar al método de Charles Atlas de tensión dinámica, la diferencia es que en éste método se usa el músculo contra músculo, y en el principio de iso-tensión no hay necesidad de ello, o sea crear resistencia con otro músculo.

Una forma de aplicar esta técnica es ejecutar las poses tradicionales o aquellas que la creatividad permite; en donde se flexiona el músculo conscientemente y en la fase final de la repetición se contrae voluntariamente el músculo que se está ejercitando, manteniendo la tensión un instante. Esto se hace en la fase excéntrica en donde se retiene el peso para aumentar la intensidad. Flexionaremos conscientemente el músculo y en la fase final de la repetición contraeremos voluntariamente el músculo trabajado, manteniendo la tensión un instante, a la hora de realizar la fase excéntrica retendremos el peso para aumentar la intensidad.

Artículos relacionados:
Método de Charles Atlas de tensión dinámica
La contracción isotónica negativa en entrenamientos para hipertrofia
El Método Isocinético
La contracción isométrica o estática.

7. Perfil Psicológico
Destrucción de una civilización (psicología de las masas):
Le Bon Gustave Psicología de las masas libro i: la mente de las masas. Estudio sobre la psicología de las multitudes Capítulo IV: La forma religiosa que toman todas las convicciones de las masas, Primera edición francesa: 1895 Buenos Aires - 2004
Para que en el Anahuac se diera el fenómeno de la destrucción de la civilización se dieron varios fenómenos relacionados con la

psicología de las masas, inicialmente la presencia del personaje con la similitud del ser mítico que presumiblemente cumplía su promesa del retorno impresiona al Huey Tlatoani místico y a su grupo de consejeros sin calidad para discutir la identificación del grupo con la idea preconcebida del origen del recién llegado, mismo que impone su presencia desde antes de llagar a Tenochtitlan a su paso por Tlaxcala por sus hechos y aspecto sanguinario, anárquico y feroz, no siendo más que una horda de salvajes epilépticos abandonándose a sus instintos sin freno alguno.

8. *Don Diego Quijada*, I, p. 189: **Diego de Landa.**- *Relación de Las cosas de Yucatán* "Diligencias hechas por el provincial fray Diego de Landa (1562 y 1563)", en Para los estudiosos de la cultura maya, fray Diego de Landa es una de las figuras más aberrantes, responsable de el asesinato de miles de pobladores autóctonos y de la destrucción irreparable de las fuentes históricas mayas por

"Tratarse de "libros del demonio. En 1562, cuando se descubrieron evidencias concretas de la idolatría practicada por los indígenas apóstatas, en calidad de

Provincial de la Orden Franciscana y Juez apostólico por bulas papales concedidas a esta agrupación mendicante, decidió proceder con un juicio inquisitorial contra numerosos caciques y principales mayas, a quienes se aplicó torturas para sacarles más información sobre las ceremonias paganas, así como los nombres de los participantes.

El violento arrasamiento de todo lo que existía en ese momento para la toma de la ciudad más grande y bella del mundo, la masacre de la población, extirpando sin piedad, por el fuego y por la espada los principios filosóficos ancestrales, aplicando el sacrificio, la quema, el esclavismo y el asesinato de los naturales, acciones que realiza en todo lugar donde pone su planta el safio ignorante y criminal conquistador aquí en Tenochtitlan, Yucatán, o en el Perú, imponiendo, por el terror una pseudo religión que destruye todo lo existente y su cauda de genocidios a través de la "Santa Inquisición" con disfraz de propagar su "fe" ilógica e incomprensible para los naturales de la región a través de dos mortíferas armas la espada y la cruz, buscando siempre, solo satisfacer su increíble e insaciable sed de riquezas, y continua ahora imponiendo su reino de terror y sangre a quienquiera que se oponga al establecimiento de la nueva política socio económica, solapando su insaciable sed de riqueza, producido con el disfraz de la globalización, y de la existencia del seudo crimen organizado.

La Internalización:
Ibíd., p. 190; León Cazares, "Diego de Landa", p. 264. [de San Francisco]", *Ibíd.*, p. 190; León Cazares, "Diego de Landa", p. 264.

Es el mecanismo para La imposición de las creencias o principios mismas son integradas al sistema de valores porque realmente se cree en ellas, por el deseo de estar en lo cierto, lo importante es su credibilidad y lo acertadas y válidas que se consideren sus ideas, y se seguirán manteniendo esas opiniones, porque las ha hecho suyas, se trata del modo de influencia más profundo y permanente; la obediencia solo dura mientras existe la posibilidad de castigo o de recompensa, una vez que esta posibilidad desaparece, la persona deja de obedecer, para lograr la obediencia el que las impone debe estar siempre vigilando posibles infracciones o dando recompensas, pues al dejar de hacerlo, la obediencia desaparecerá. función que desempeñan a la perfección los disciplinados ejércitos religiosos de cualquier credo. y sus grupos de Inteligencia, Caballeros de Colon, Opus Dei, la Compañía de Jesús etc.

Para los estudiosos de la cultura maya, fray Diego de Landa. es una de las figuras más interesantes al demostrar dos actitudes antagónicas, el fue instigador de la destrucción irreparable de las fuentes históricas mayas. Además, es bien sabido el hecho de que él y otros frailes quemaron buen número de códices prehispánicos por tratarse de "libros del demonio". "Diligencias hechas por el provincial fray Diego de Landa (1562 y 1563)", en *Don Diego Quijada*, I, p. 189. El mismo documento asienta que Landa era "juez apostólico en ellas por bulas de nuestros muy Santos

Padres León Décimo, Adriano Sexto, Paulo Tercio, concedidas a pedimento de Su Majestad en las partes de las Indias donde aun no son creados obispos a los prelados de la dicha Orden [de San Francisco]",

9. La conciencia y espiritualidad
Espiritualidad Qué es, Significado y Concepto:

Si evaluamos la consciencia como un campo matriz podemos especular que el Universo se comporta como un ser vivo. James E. Lovelock fue quien postuló el concepto de la Tierra como un ser vivo, con esencia vital y consciencia la naturaleza geométrica de la naturaleza, la cual se expande fractalmente, puede aplicarse a nuestro universo y a las leyes que lo rigen el universo completo podría imaginarse como un gigantesco fractal expandiéndose permanentemente dentro de una matriz energética consciente.

Uno de los aspectos cruciales de la comprensión filosófica de la dinámica cuántica es responder a la siguiente pregunta: ¿Qué es lo que mantiene a la luz "condensada" en materia? Queda claro que los procesos cuánticos no son, por sí solos, capaces de mantener la continuidad de la luz en materia, una de las explicaciones la dio uno de los padres de la física cuántica, Max Planck, al declarar que detrás de la realidad física debe existir una mente consciente que le permita existir, entonces, detrás de este gigantesco universo debe existir también una gigantesca mente consciente que le da vida y le permite existir materialmente, como decía el genial escritor Jorge Luis Borges: "Somos pensamientos en la mente de un gigante".

Desde ese punto de vista nuestro cuerpo es un patrón holográfico de energía consciente, a niveles cuánticos, la conciencia es parte integrante e incide en la realidad cuántica bajo el principio de la dualidad onda-partícula el observador, con el simple acto de observar, determina el estado la función en onda o en partícula. La visión es una propiedad de la conciencia, entonces la conciencia co-crea lo que observamos somos partícipes de un mundo cuántico que cambia de estado de acuerdo a los observadores-participantes de la realidad la dinámica cuántica es un pilar clave en la unión entre la materia y la consciencia, estableciendo una nueva concepción de nosotros mismos la dualidad de la existencia onda-partícula (o bien energía-materia) está entonces determinada por nuestra observación. le podemos agregar que el receptor (sujeto) y la fuente de emisión (objeto) están en una interrelación de resonancia conocida con las siglas PCAR, que permite que la información sea adecuadamente recibida, Esto se simplifica al aceptar que el individuo recibe la información que puede entender de acuerdo con su nivel de comprensión y asimilación consciente, este proceso calificado de información y regido, en la **Filosofía**, la idea de espiritualidad se entiende como la expresión de la partícula divina del creador depositada en el Ser, y desde un punto de vista científico a partir de la **oposición entre materia y** el elemento intangible e indemostrable de lo que anima al hombre. y que lo lleva al convencimiento sobre la existencia de energías de otras dimensiones que influyen en la Tierra".

EL TODO ES UNO, El UNO ES TODO Y EL TODO ES LUZ.

Quantum, es la unidad más pequeña que constituye la luz, los laboratorios que estudian la física de partículas han demostrado qué, en el nivel más pequeño de la materia, las partículas elementales, todo es energía. digamos que la materia es luz condensada. se descubrió que las partículas y antipartículas se aniquilan entre sí, dando lugar a la aparición de la energía radiante, en el mundo cuántico surgen procesos de creación y destrucción, continua, demostración de que energía y materia son dos polos de la misma esencia, de una única sustancia universal, el hombre mismo es un sistema de energías en vibración continua de la sustancia universal, luz pura y radiante vibración. nuestros cuerpos crean, bandas de energía electromagnética de una determinada amplitud de onda que les permite, al mismo tiempo, emitir y absorber información, así estamos en continua comunicación con una matriz cuántica universal de carácter holográfico, el campo energético biofotónico es holográfico, con la propiedad de contener la información del Holograma (Todo).

Existe una conectividad instantánea entre la parte y el resto de las otras partes, y entre las partes con el Holograma entero. en la teoría del Holograma Cuántico,esta propiedad de no-localidad de información es un principio postulado por la dinámica cuántica en el Teorema de Bell y demostrada en el primer experimento realizado al respecto en el espacio por el astronauta Edgar Mitchell en su misión del Apolo XIV

UNIVERSO VIVIENTE

Si evaluamos la consciencia como un campo matriz podemos especular que el Universo se comporta como un ser vivo. James E. Lovelock fue quien postuló el concepto de la Tierra como un ser vivo, con esencia vital y consciencia la naturaleza geométrica de la naturaleza, la cual se expande fractalmente, puede aplicarse a nuestro universo y a las leyes que lo rigen el universo completo podría imaginarse como un gigantesco fractal expandiéndose permanentemente dentro de una matriz energética consciente, uno de los aspectos cruciales de la comprensión filosófica de la dinámica cuántica es responder a la siguiente pregunta: ¿Qué es lo que mantiene a la luz "condensada" en materia? Queda claro que los procesos cuánticos no son, por sí solos, capaces de mantener la continuidad de la luz en materia, una de las explicaciones la dio uno de los padres de la física cuántica, Max Planck, al declarar que detrás de la realidad física debe existir una mente consciente que le permita existir, entonces, detrás de este gigantesco universo debe existir también una gigantesca mente consciente que le da vida y le permite existir materialmente, como decía el genial escritor Jorge Luis Borges: "Somos pensamientos en la mente de un gigantesco almacén de información al que puede accederse desde cualquier otro lugar del universo en el momento que se desee, igual que en una red informática, toda la información queda almacenada en un disco rígido al que puede accederse desde cualquier computadora del sistema cuando el operario lo considere oportuno.

10. Singh Khalza Dharma dr. rejuvenece tu cerebro ed urano 1999 pg 44- 50

Descripción de las partes del cerebro que controlan las emociones entre las que resaltan el Cuerpo Calloso, El Lóbulo frontal, El lóbulo parietal, lóbulo temporal, lóbulo occipital, bulbo raquídeo, y el Cerebelo,

La importancia de esta revisión reside en el estudio del efecto del cortisol sobre el sistema circulatorio del cerebro limitando la alimentación del cerebro, cuando el cuerpo es atrapado por una emoción o episodio de stress las glándulas suprarrenales liberan cortisol, efecto que puede ser antagonizado en su momento por el consumo de vitamina c para mas información revise el texto mencionado

11. La alimentación
Efecto cancerigeno de los transgénicos.

El investigador Gilles Eric Seralini y Col. de la Universidad de Caen publicado por la agencia Reuter) y otros investigadores como El investigador Gilles-Eric Seralini, de la Universidad de Caen, y su equipo, afirman que las ratas alimentadas con una dieta que contenía NK603 (una variedad de semillas modificadas genéticamente para tolerar las dosis del herbicida Roundup) o a las que se dio agua que contenía niveles de este producto químico permitido en EE.UU. murieron antes que las que siguieron una dieta sin estos elementos, además, los animales bajo dieta genéticamente modificada sufrieron tumores mamarios y daños severos en hígados y riñones, constata el estudio, publicado en la revista 'Food and Chemical Toxicology'. "Es la primera vez que se analiza el impacto sobre la salud de un alimento genéticamente y un pesticida, más allá de los de la industria. Los resultados son alarmantes", dijo Séralini a la agencia AFP. Monsanto, la mayor productora de semillas transgénicas del mundo, todavía no ha hecho comentarios respecto a la publicación. No obstante, en el pasado ha reiterado que sus productos son seguros y que no suponen ningún riesgo para la salud de los seres humanos ni de los animales.

Las semillas de la muerte y las transgénicas Monsanto:

El concentrado control qué ejerce Monsanto el sector de las semillas tanto en la India como en todo el mundo es un hecho altamente preocupante y es lo que conecta entre sí los suicidios de agricultores en la India, los juicios "Monsanto versus Percy Schmeiser" en Canadá y "Monsanto versus Bowman" en los EEUU, y la demanda por valor de 2.200 millones de dólares interpuesta contra Monsanto por agricultores brasileños por injusto cobro de royalties.

Las patentes Monsanto de las semillas son ilegítimas porque introducir un gen tóxico en una célula vegetal no es "crear" o "inventar" una planta. Las semillas de Monsanto son semillas de engaño: el engaño de decir que Monsanto es creador de semillas y de vida. La antibiosis

El uso de mohos y otras substancias se inicia en China, Egipto y Grecia hace mas de 3500 años este principio fue descrito en 1877 cuando Louis Pasteur y Robert Koch observaron que un bacilo en el aire podía inhibir el crecimiento de la bacteria *Bacillus anthracis*. El primer antibiótico descubierto fue la penicilina, en hoja 251897 por Ernest Duchesne, en Francia, quien trabajaba con hongos del género *Penicillium*, la terapéutica antibiótica moderna comenzó en Alemania con el desarrollo del antibiótico de corto espectro Salvarsan por Paul Ehrlich en 1909. para el tratamiento efectivo de la sífilis, Más adelante Alexander Fleming (1881-1955), un médico británico, estaba cultivando una bacteria (*Staphylococcus aureus*) en un plato de agar, el cual fue contaminado accidentalmente por hongos. de la lisozima,

Debido a que el hongo era del género *Penicillium* (concretamente *P. notatum*), denominó al producto *penicilina*. Más de 10 años después, Ernst Chain y Howard Walter Florey En 1939, René Dubos aisló la gramicidina, uno de los primero antibióticos usados fabricados comercialmente e indicado en el tratamiento de heridas y úlceras. El uso indiscriminado de antibióticos provoca la aparición de resistencias bacterianas. inactivación del antibiótico, como ocurre con las penicilinas y cloranfenicol, así como mutaciones que cambian la estructura de la bacteria contra la que se dirige el antibiótico, Éste es el mecanismo más habitual frente a los compuestos que inhiben la síntesis de proteínas, como las tetraciclinas.

Todas las formas de resistencia se transmiten a través de los genes de la bacteria a su progenie. Además, los genes que producen resistencia también pueden transmitirse de unas bacterias a otras a través de plásmidos, que son fragmentos cromosómicos que contienen sólo una pequeña cantidad de genes (entre éstos, el gen de la resistencia), así, algunas bacterias se unen a otras de la misma especie de forma transitoria, transmitiéndose los plásmidos si una bacteria recibe dos plásmidos portadores de genes de resistencia a diferentes antibióticos, estos genes se pueden unir en un único plásmido, la resistencia combinada puede así ser transmitida a una nueva bacteria, donde puede unirse a otra forma de resistencia, se generan así plásmidos que son portadores de resistencia a diferentes clases de antibiótico existen además plásmidos que pueden ser transmitidos entre especies diferentes de bacterias, permitiendo la transferencia de resistencias a múltiples antibióticos entre especies bacterianas muy dispares, la utilización de antibióticos de forma profiláctica (antes de que aparezca la infección, para intentar prevenirla) ha agravado el problema de las resistencias y en particular algunas cepas de estafilococo, son resistentes a casi todos los antibióticos, de forma que las infecciones que producen no responden a ningún tratamiento, cuando una cepa de estas características aparece en una planta de un hospital, a veces es necesario cerrar esa planta durante una temporada algo similar ocurre con el plasmodio, el organismo responsable del paludismo o malaria: la resistencia de éste a los antibióticos, así como la resistencia del mosquito portador a los insecticidas que antes eran eficaces para su control, es cada vez más frecuente. en consecuencia, el paludismo o malaria está aumentando de nuevo en algunas zonas de África, de Oriente Próximo, del Sureste asiático y de Latinoamérica.... Texto completo en: información adjunta

12. La Pantalla mental.

Técnica de Visualización; se Inicia en Rusia se populariza en Norte America desde los años 60s usada por los deportistas de elite,

Para usar la pantalla mental en necesario un óptimo estado de relajación física y mental, los mejores momentos para realizarla es antes de dormir y al despertar,

a. Técnica de relajación.

Imagine que está cómodamente sentado en la butaca de un cine con las luces tenues y Inicie los ejercicios de respiración y relajación que se mencionan en otras líneas; una vez que este perfectamente relajado comience la proyección de la película, Pero usted es el protagonista, realizando con lujo de detalles lo que desea, debe ver atentamente todo, imagine su ropa, sus movimientos, forma de hablar, el lugar, la gente que le rodea, lo mejor que pueda, haga que todos sus sentidos participen de le produce el alcanzar el logro,

b.- Levántese de su asiento y diríjase hacia el escenario, abra una puerta imaginaria e introdúzcase en la escena, ahora experimente todo desde su interior participando, del acontecimiento como protagonista. Interiorice lo que está visualizando, vívalo,

c.- Finalmente, salga de la escena y diríjase a su asiento y salga del estado de relajación y a partir de ese momento actúe sienta y piense con la asertividad que le da el ser depositario de lo que deseaba, usted ya lo tiene, es suyo sin el menor asomo de duda, cree afirmaciones específicas para cada una de las metas, llénese de el la alegría, el gozo y placer haber alcanzado lo que deseaba

Es importante que aprendamos a sentir nuestro cuerpo y al mismo tiempo a relajarlo, cuando cuerpo y mente están relajados todo funciona mejor que cuando estamos en tensión. En principio vale cualquier relajación que hayas practicado o escuchado en una cinta, aquí te damos unas breves pautas en el caso de que nosepas o no dispongas de libros o cassetes.

No obstante si optas por practicar otra distinta a ésta te recomendamos que introduzcas en tu ejercicio la visualización de tu Habitación Mental que más adelante describimos ya que será necesaria para el resto de técnicas que vamos a explicar. Sin más preámbulos vamos a pasar a comentar los pasos a seguir.

I.- Sentado con la espalda recta

II.- Haga una respiración: Inspiración profunda por la nariz en 7 tiempos y suelte despacio el aire por la boca en 10 tiempos y a cada respiración repetimos mentalmente la palabra Relajación e imaginamos que nuestra musculatura se va soltando por orden ascendente o descendente desde el cuero cabelludo, la frente, ojos, rostro garganta, hombros, brazos, manos, espalda, abdomen, pelvis, glúteos, muslos rodillas, pierna, pies, órganos internos,

III.- Ahora que tenemos relajado el cuerpo, pasaremos a conseguir tranquilidad mental imaginando que vamos andando por un parque que termina en una playa.

Nos sentamos a observar el movimiento de las olas y la puesta del Sol. Notamos una suave brisa que acaricia nuestra cara, nuestro cuerpo y al tiempo que respiramos repetimos mentalmente "Tranquilidad" varias veces.

IV...- Ahora que tenemos esa tranquilidad mental, debemos reforzar la seguridad en nosotros y en que podemos conseguir aquello que deseemos, para ello nos trasladamos desde la playa a aquel lugar donde nos encontremos cómodos, un lugar conocido o desconocido, un paisaje o una habitación, usa tu imaginación, éste lugar es denominado en Control Mental como "La Habitación Mental" Es allí donde realizarás todas las técnicas que se narran en ésta página. Imagínala, siéntete cómodo, respira y repite mentalmente "Seguridad" varias veces

V... Al terminar la relajación repetimos mentalmente "Ahora voy a contar de uno a 3 y a la cuenta de 3 abriré los ojos, estaré despierto, muy a gusto bien descansado y en perfecto estado de salud". Contamos: 1 y movemos manos y pies. 2 y 3 Repetir "Ojos abiertos, bien despierto, muy a gusto y en perfecto estado de salud" a base de repeticiones conseguiremos nuestro estado sea de Relajación, Tranquilidad y Seguridad, en cuestión de segundos aplicando la étnica de relajación rápida nos pondremos a nivel en cualquier situación: en la oficina, en un atasco, entrevistas, etc.

13. Potencialidades y dones.[13]

-Oh Adán, no te he dado ni un lugar determinado, ni un aspecto propio, ni una prerrogativa peculiar con el fin de que poseas el lugar, el aspecto y la prerrogativa que conscientemente elijas y que de acuerdo con tu intención obtengas y conserves. La naturaleza definida de los otros seres está constreñida por las precisas leyes por mí prescriptas. Tú, en cambio, no constreñido por estrechez alguna, te la determinarás según el arbitrio a cuyo poder te he consignado. Te he puesto en el centro del mundo para que más cómodamente observes cuanto en él existe. No te he hecho ni celeste ni terreno, ni mortal ni inmortal, con el fin de que tú, como árbitro y soberano artífice de ti mismo, te informases y plasmases en la obra que prefirieses. Podrás degenerar en los seres inferiores que son las bestias, podrás regenerarte, según tu ánimo, en las realidades superiores que Son divinas. ¡Oh suma libertad de Dios padre, oh suma y admirable suerte del hombre al cual le ha sido concedido el obtener lo que desee, ser lo que quiera *Pico del la Mirandola; Oatio de Hominis Dignitate.*

Memoria liquida:

http://www.dsalud.com/index.php?pagina=articulo&c=419

El dos veces Premio Nobel **Linus Pauling** formuló en la década de los 50 del pasado siglo XX la teoría de que las moléculas de agua podían presentarse unidas formando dodeicosaedros de caras hexagonales y pentagonales a las que llamó clatratos. "es en su mayor parte cristal líquido en forma de clatrato $(H2O)37$, esdecir, un estado intermedio de la materia (meso mórfico), estable y que por ser cristal líquido conserva las propiedades de los líquidos más las propiedades de los cristales ópticos" y eso la convierte en un medio "capaz de almacenar memoria" También sabemos que se puede activar, energetizar, dinamizar, indumizar, oxigenar, ozonizar, mesmerizar, aromatizar, solarizar, sonorizar, ionizar, imantar ,polarizar, magnetizar Es más, que el agua tiene "memoria" – como defiende Esther del Río **o** llega al extremo de afirmar que los seres humanos somos en realidad, "el mejor ordenador del mundo" donde "toda célula se comunica a través de una pantalla de cristal líquido capturando y mandando hologramas que pueden ser codificados".

14. La intuición.

Desarrollando La intuición. Landolfi Hugo Prof. oct. 24th,2008.

Absolutamente todos los seres tienen intuición, es uno de los sentidos innatos es decir, se nace con ellos, al igual que por ejemplo el olfato, el utilizarla es algo muy natural, es aquello que las personas hacían antes de que hubiera teléfonos celulares, mensajería instantánea y muchas otras formas de comunicación, para desarrollar nuestra intuición, se requiere tanto de paciencia como de práctica es una inversión sumamente rentable, a corto y a largo plazo, debemos entender que meditar es algo muy sencillo incluso, para cualquier principiante, lo único que tiene que hacer es sentarse en un lugar cómodo y concentrarse en la respiración. Un principiante debería empezar con un período de 10 a 15 minutos de meditación. realmente se ha probado que meditar mejora considerablemente la intuición, relájese física y mentalmente conecte todas sus potencias para escuchar, sentir y percibir los mensajes de tu intuición, para lo cual hay que abrir los canales de la conexión con la mente cósmica o simplemente con la mente de otros individuos, o con el conciente colectivo, a lo cual se la a puesto un nombre que no se comprende como funciona.

15. La percepción

la orientación de las grandes migraciones anuales de las diversas especies de animales en el mundo no es algo que se sepa a ciencia cierta como ocurre o que mecanismos les sirven de guía, todas las especies migratorias siguen un reloj que no podemos afirmar que solo sea biológico se puede pensar que sea el ol, las estrellas, el clima, los cambios en la intensidad de las radiaciones geomagnéticas, así podemos hablar del Plancton, durante la noche el plancton habita en aguas superficiales para alimentarse y en el día desciende a 1.200metros de profundidad ya que allí es donde ahorra energía porque su metabolismo se reduce con el descenso de temperatura y se libra de peces diurnos predadores, los salmones se reproducen en agua dulce, pero migran al mar para alimentarse, y crecer, después de varios años, los adultos regresan para desovar a menudo en los mismos ríos donde han nacido reconociendo el olor del río donde nació otros peses realizan migraciones anuales e igualmente, los cangrejos de tierra pueden recorrer hasta 240 Km. para poner sus huevos en una zona de agua salada, las langostas tienen hábitos migratorios que han perjudicado muchos cultivos, normalmente es un animal solitario, pero cuando escasean los alimentos estos individuos se reúnen formando vastos enjambres, se desplazan empujados por el viento y hacia zonas húmedas y de vegetación fresca, las mariposas monarcas (*Danaus plexippus*) efectúan viajes cuya duración excede la de la vida de cualquier mariposa (vive 4 días como huevo, 2 semanas como oruga, 10 días como crisálida y 2-6 semanas como mariposa), los patrones de vuelo son heredados, basados en una mezcla de ritmos circadianos y la posición del sol en el cielo, es uno de los pocos insectos que logra realizar travesías transatlánticas, unas cuantas mariposas monarca llegan al suroeste de la Gran Bretaña y a España en los años de vientos favorables anguilas norteamericanas y europeas adultas viven en ríos, pero se reproducen en las profundidades del mar de los Sargazos, al sudoeste de las Bermudas, las tortugas verdes viven en las costas de Brasil, pero desovan en las playas de la isla Ascensión. o en las playas de México Al nacer, estas crías bajan al mar y aparecen luego de un año en los lugares donde se alimentan los adultos. asi mismo los caribús y cebras migran cada año en grandes cantidades a través de las planicies abiertas de África oriental, en busca de agua e hierba fresca, en su camino muchas veces deben cruzar ríos caudalosos, donde muchos perecen ahogados, los ñus atraviesan las llanuras del Serengueti en Tanzania por motivos alimentarios, se desplazan en movimientos circulares siguiendo las lluvias estacionales, antes de partir, los pequeños rebaños se van reuniendo hasta llegar a formar una gigantesca manada compuesta por miles de individuos, las cebras, antílopes y elefantes recorren las planicies del este de África, reuniéndose en grandes manadas en torno a los pozos de agua en la estación seca, y formando pequeñas manadas en la estación húmeda. La foca y la ballena franca austral regresan cada año al mismo lugar para reproducirse, y es así como diferentes clases de mamíferos hacen su recorrido por el mundo para acoplar sus organismos al medio ambiente, momento de la migración los conductistas han estudiado controles endocrinos y mecanismos de navegación relacionados con la migración gracias al estudio del zugunruhe. La migración de los animales parece ser un fenómeno instintivo, donde intervendrían mecanismos neurofisiológicos heredables y adquiridos por un largo proceso de selección natural.

; Pfeilstorch. Referencias↑ Tomado de un artículo sobre migración animal de la mariposa monarca.

Otros recursos del humano:

Dentro de los múltiples recursos que el humano a olvidado que tiene a su disposición esta la Clarividencia Medio que tiene la intuición para enviarle imágenes a través del ojo de la mente, es también un camino a la felicidad, tal vez veas una imagen de tu hermana cuando intuyas que debes llamarla, o puedes ver una imagen del tipo de auto nuevo que sería más conveniente comprar para ti y tu familia.

Escucha a la clariaudiencia.

La clariaudiencia es la intuición sonora que se comunica en susurros y a veces en forma de música u otros sonidos armoniosos, preste atención cuando su intuición te envíe sonidos que le guíen o le transmiten algún mensaje, muchas personas tienen una intuición que les habla a través de sensaciones empáticas, cuando es empático usualmente siente las emociones de las otras personas y sus condiciones físicas, siente lo que tu cuerpo está tratando de decirle acerca de las personas y del mundo que te rodea.

Clarividencia.

La clarividencia es el medio que tiene tu intuición para enviarte imágenes a través del ojo de la mente, es también un camino a la felicidad, tal vez veas una imagen de tu hermana cuando intuyas que debes llamarla, o puedes ver una imagen del tipo de auto nuevo que sería más conveniente comprar para ti y tu familia.

Clariaudiencia.

La clariaudiencia es la capacidad de oír nuestro yo interior que con sonidos se comunica con nuestro conciente para indicarnos que debemos hacer o como resolver algún problema pendiente, su comunicación frecuentemente es con armonías o sonidos que nos hacen recordar algún pasaje vivido que permite a nuestras neuronas traer a la consciencia recuerdos grabados en alguna de nuestras memorias, relacionados cona el momento que nos ocupa, en otras ocasiones el humano y no solo el sino otras especies perciben a distancia lo que les ocurre a otras personas o seres con los que están relacionados afectivamente.

Clari conocimiento.

El clariconocimiento es la capacidad de saber, o conocer cosas que aparentemente no están a su alcance, y aquí podemos mencionar lo que algunos designan como

a. El inconsciente inconciente, donde el sujeto no sabe que no sabe.
b. El inconsciente conciente donde el sujeto sabe que no sabe.
c. El consciente inconciente donde el sujeto no sabe que sabe.
d. El consciente consciente donde el sujeto sabe que sabe.

Que no es otra cosa que la conexión abierta a la percepción inconciente en forma permanente donde la frecuencia de la persona esta en la misma frecuencia permanentemente o cuando hay una situación de crisis que requiere la participación de otra persona específica, en ese caso la clarividencia. es el medio que tiene el cerebro para recibir o comunicar ideas o pensamientos sin importar la distancia a que se encuentra la persona con la que se quiere contactar.

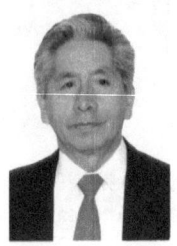

RIVERA Y AVENDAÑO

Seguridad en la productividad
Curriculum vitae (Resumen) al 05102012.
Nombre: Efrén Rivera y Avendaño   fecha de nacimiento 29 06 37

Estudios.
Medico Cirujano Facultad de Medicina Universidad Autónoma de México.
Licenciado en.   Instituto Nacional. de Estudios Sindicales y de Derecho Burocrático Administración publica. Federación de Sindicatos de los Trabajadores al. Servicio del estado...
- Diplomado en.
Dirección de Programas de Protección Civil.
- Contratos colectivos de trabajo
- Instructor Certificado por la Universidad Texas A&M de bajo la Norma 1041
- Miembro del Grupo esfera Organización. Panamericana de Salud. Organización Mundial de la. Salud. Comité internacional de la Cruz Roja
- Integrante del Grupo Lideres en Desastres para América Latina. Organización. Panamericana de. Salud. Organización Mundial de la Salud
- Miembro de la Academia Nacional de Protección Civil de la Sociedad Mexicana de Geografía y Estadística (Académico):

Autor de Éxito y Excelencia Vivencial Ed. Palibrio. 2014

Fundación de
- Asociación Nacional de Cuerpos de Auxilio
- Asociación Nacional de Jefes de Cuerpos de Auxilio.
- Centro Universitario de Investigación y Estudios Especializados en Control de Riesgos Emergencias Desastres.

Actividades diversas:
- Presidente Corporativo del Instituto Mexicano de Investigación Seguridad Ecología y Protección Civil;
- Vicepresidente Internacional de la Hermandad internacional Mexicana.
- Rector del Centro Universitario de Investigación y Estudios Especializados en Control de riesgos emergencias y desastres.
- Medico Decano del Escuadrón de Servicios Urbanos y Rescate Aéreo, (E.SU.R.A). Hoy Escuadrón de Rescate y Urgencias Médicas (E.R.U.M). de la Cd. de México
- Coordinador en la Junta multidisciplinaria para desastre en la Ciudad de México
- Asesor de Seguridad en la Dirección General de Inspección de la Secretaria de Comunicaciones y Transportes,
- Jefe de Bomberos de la Universidad Nacional Autónoma de México.
- Coordinador de capacitación e instructor de protección civil, de la Dirección general de Telecomunicaciones de México,-
- Miembro de los sub Comités de normatividad, señalización, grupos voluntario y Programas de protección Civil de la Secretaria de Gobernación.